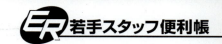 若手スタッフ便利帳

緊急検査
すぐ確認!!

編集　帝京大学医学部救急医学講座　教授
　　　同附属病院　高度救命救急センター

三宅

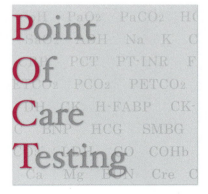

ぱーそん書房

■執筆者一覧

■編　集

三宅　康史（帝京大学医学部救急医学講座 教授・帝京大学医学部附属病院 高度救命救急センター長）

■緒　言

有賀　　徹（独立行政法人労働者健康安全機構 理事長）

■執筆者（執筆順）

三宅　康史（帝京大学医学部救急医学講座 教授・帝京大学医学部附属病院 高度救命救急センター長）

小島　雄一（日本赤十字社医療センター糖尿病内分泌科、むさし野ファミリークリニック 院長）

樋口　　遼（昭和大学医学部救急医学講座・昭和大学病院救命救急センター）

早野　大輔（日本赤十字社医療センター救命救急センター 副センター長）

田中　俊生（独立行政法人労働者健康福祉機構東京労災病院救急科 部長）

井手　亮太（独立行政法人りんくう総合医療センター大阪府泉州救命救急センター）

関井　　肇（順天堂大学医学部附属練馬病院救急・集中治療科 講師）

萩原　祥弘（東京都立多摩総合医療センター救命救急センター）

齋藤　　司（昭和大学医学部内科学講座総合内科学（ER） 准教授）

豊田　弘邦（昭和大学医学部内科学講座総合内科学（ER））

宮本　和幸（昭和大学藤が丘病院救急医学科 講師）

弘重　壽一（昭和大学江東豊洲病院総合内科 教授・救急センター長）

門馬　秀介（昭和大学医学部救急医学講座・昭和大学病院救命救急センター）

朝見　正宏（東京女子医科大学脳神経外科学講座）

大西　　司（昭和大学医学部内科学講座呼吸器アレルギー内科学 准教授）

神田　　潤（帝京大学医学部救急医学講座・帝京大学医学部附属病院高度救命救急センター）

立石　裕子（昭和大学病院臨床病理検査室）

扇谷　昌宏（独立行政法人国立病院機構東京病院呼吸器センター）

永井　英明（独立行政法人国立病院機構東京病院呼吸器センター　部長）

小島　直樹（公立昭和病院救命救急センター　医長）

山下　有加（昭和大学藤が丘病院産婦人科）

関沢　明彦（昭和大学医学部産婦人科学講座　教授）

大野　絢子（医療法人社団輝生会初台リハビリテーション病院）

今井　俊道（共愛会芳野病院　副院長、昭和大学病院救急医学科　講師）

西川　順一（西川医院　院長）（品川区）

塚本　茂人（昭和大学医学部内科学講座循環器内科学）

福岡　裕人（昭和大学医学部内科学講座循環器内科学）

大場　智洋（昭和大学医学部産婦人科学講座）

仲村　将光（昭和大学医学部産婦人科学講座）

■緒　言

　この度、「緊急検査すぐ確認 !!」と題した書籍が上梓されました。編集は帝京大学医学部救急医学講座の三宅康史教授です。彼は帝京大学医学部附属病院の救命救急センター長でもあり、臨床医として長きに渡り救急医療の最前線で、まさに陣頭指揮にあたってきました。その中で例えば、精神医学的な背景を有した救急患者や熱中症を疑う患者への対応といった極めて現実的な課題に果敢に取り組んできたことでもよく知られています。

　そのような立場から、今回は本書によって ER（救急外来、救急蘇生室など）で活躍するスタッフに緊急検査の取り扱いを指南しています。そこには血液、尿、髄液などの検体検査から、感染症や免疫学的な諸々、超音波、レントゲン撮影といった画像診断までもが含まれていて、まさに ER に出入りするすべての人々を"支援する"にふさわしいものであると言うことができます。

　総論での説明にありますように、ER に働く医師が、患者が来院する前にサッと目を通す、ないし上級医らにプレゼンテーションを行うにあたり確認のために用いるなどが具体的な本書の使用法と書かれています。しかし、ER には医師のみならず、看護師やその他多くの職種が展開しています。日本臨床救急医学会における議論を参考にしますと、薬剤師、臨床放射線技士、臨床検査技師、場合によってメディカルソーシャルワーカー（医療福祉士）も各々に固有な職能に加えて、それぞれが救急医療

分野において特徴的な専門性を発揮できるキャリアアップの方策（資格認定を行う仕組みなど）を構築しています。つまり、ERを軸に多職種が既に本書を待ち望んでいたことになります。

　保健師助産師看護師法の改正によって、看護師にとってかつては"難しいから"という理由でできなかった医行為についても一定の研修を経て、いわゆる特定行為については診療の補助として行うことができるようになりましたし、診療放射線技師も同じく造影剤の静脈内投与ないし下部消化管内への注入が、医師による包括的な指示の下で可能になりました。医師や看護師の職能がそれぞれ看護師や診療放射線技師に移譲されたわけです。このように多くの職種が情報共有などのノンテクニカルスキルのみならず、専門的な作業であるテクニカルスキルについても、相互に乗り入れるチーム医療の方法が救急医療の分野でも普及しつつあると認識できます。

　以上により、本書が多職種のスタッフに、そして将来そのようになる学生諸君にも、救急患者の搬入前に目を通したり、合同カンファランスにおいて参考にしたりと、そしてそこから湧いた疑問を医療チームの仲間に尋ねたり尋ねられたりとなれば、本書の利用は誠に奥深いものとなり得ます。多くの医療者やそれらを目指す学生らが、便利帳たる本書を手に取ることを大いに期待します。
　平成 29 年 3 月吉日

独立行政法人労働者健康安全機構　理事長

有賀　徹

■本書の使い方

◆発刊までの経緯

　ぱーそん書房から 2015 年 10 月に「ER ドクター便利帳　輸液再確認‼」なる単行本（新書判，305 頁）が出たのを御存知の方もいらっしゃるかと思います。今回企画のこの本、実はその第 2 弾なのです。ER ドクター便利帳がシリーズ化されるという話は最初の頃はなかったと認識していたのですが、輸液の便利帳ができれば、当然ながら次は検査に関する便利帳でしょ…との山本美惠子代表のありがたいお誘いもあってここに至った次第です。

　最近では POCT（Point of Care Testing）の言葉もだんだん身近になりました。その迅速性という利点を活かして、救急患者の ER での重症度・緊急度評価、次なる検査の選択、そして現状で最良と思われる治療法に導くこと…は救急診療に携わるスタッフにとって、まさに目の前でリアルに展開される救命救急医療の醍醐味そのものといえます。

　というわけで、さっそく ER での診療中に結果がわかり、その後の検査選択、鑑別診断、確定診断と初期対応、ケアにも役立ち、リスクが高いといわれる ER での感染対策など医療安全にも大いに寄与する緊急検査（≒POCT）について、現場で日々そのアドバンテージを実感し、簡便性の裏に隠れたリスクについても熟知している先生方に執筆をお願いしております。

　急患が来たので、静脈路を確保してとりあえず採血はしたけ

れども、その結果も見ず、評価もし忘れて、上級医や受け持ち看護師さんから指摘されて初めて「ギョギョッ!!」となることのないよう、この1冊で緊急検査についてしっかり学んでしまいましょう。

◆ 具体的な使い方

「便利帳」と銘打っているからには、患者が来る前に調べておきたい項目や、プレゼンテーションの前に確認しておきたい事項がすぐにわかるように、項目立てを工夫しています。また執筆にあたっては、平易な表現を用いて短い文章で簡潔・簡便にまとめて覚えやすいようにしています。図、写真を多用して視覚的情報をなるべく多く盛り込み、一覧して理解できるよう工夫しています。

◆ 総論

ここでは緊急検査を行う意味、避けることのできるリスクについて書いてあります。

買った後に帰りの電車の中で(買わない場合には医学書コーナーの立ち読みで)読んで頂き、POCTとはこういうもので、このように使うと便利で役に立つんだな、と現代医学の進歩をたくさん享受できる喜びをかみしめてください。

◆ 各論

①この検査を緊急でやる意義について:短時間で全体像を把握できるよう要点を箇条書きにしてします。ここだけ読んで、この章が自分に必要かどうか判定します。

②実際の測定手順:必要と思われる項目では測定法についても

詳述しています。検査技師のいない、検査のできない医療機関もあるからです。検査のタイミングや検査にあたっての注意事項、検体の管理、医療機器の取り扱い方法などにも言及しています。

③検査結果に応じて、病態と重症度の把握、鑑別診断を系統的に想起できるようにします。

④次の一手として、追加の検査オーダー計画、既往歴・現病歴などの情報収集とのすり合わせ、鑑別・確定診断への道筋にどう役立てるか、を考えていきます。

⑤緊急検査の結果確認後に、第2回目の検査は何を目的にどのタイミングで行うべきか、結果を正常値、異常値の場合に分けて考察していきます。

編者　三宅康史

■目　次

- ■ 緒言 ————————————————————（有賀　徹）
- ■ 本書の使い方 —————————————————（三宅康史）

総　論

■ 緊急検査を行う意味、避けることのできるリスク
————————————————————（三宅康史）3

- ● ERにおける身体所見—病歴聴取—緊急検査の関係(3)
- ● 確定診断へ早く到達する方法(3)
- ● 緊急検査の価値(4)
- ● 注意すべきピットフォール(6)
- ● 最後に(9)

各　論

1　血糖 ————————————————（小島雄一）13

1．高血糖(13)
2．低血糖(17)
3．血糖測定器(18)

2　動脈血液ガス分析 ————————————（樋口　遼）28

1．解釈の手順(28)
2．動脈血液ガス分析でほかに測定できるもの(33)
3．静脈血液ガス分析は実現可能か(35)
4．動脈血液ガス分析の解釈に必要な呼吸生理(36)
5．P/F比について(37)
6．A-aDO$_2$について(38)
7．機械の設定について(41)
8．一酸化炭素(CO)について(42)

3 電解質 ——————————————(早野大輔) **45**

　I　ナトリウム異常 ························· 45
　1．ナトリウムの異常と調節機構(46)
　2．高ナトリウム血症(46)
　3．低ナトリウム血症(49)
　II　カリウム異常 ··························· 52
　1．カリウムの異常と調節機構(52)
　2．高カリウム血症(53)
　3．低カリウム血症(55)
　III　カルシウム異常 ······················· 58
　1．カルシウムの異常と調節機構(58)
　2．高カルシウム血症(59)
　3．低カルシウム血症(61)

4 BUN・Cre ————————————(田中俊生) **65**

　1．尿素窒素(BUN)とは？(65)
　2．血清クレアチニン(Cre)とは？(68)
　3．BUN/Cre 比からわかること(70)
　4．BUN/Cre の解離と消化管出血(71)
　5．Cre と急性腎障害の重症度分類(72)
　6．急性腎不全の鑑別診断指標(74)

5 CRP・PCT・P-SEP ———————(井手亮太) **76**

　I　CRP ···································· 76
　1．CRP とは(76)
　2．CRP の解釈(76)
　II　PCT ··································· 78
　1．PCT とは(78)
　2．PCT の有用性(78)
　3．臨床における PCT の有用性(80)
　III　P-SEP ································ 82
　1．P-SEP とは(82)
　2．P-SEP の有用性(83)

6 緊急凝固系検査 ———————————(関井　肇) **85**

　1．実際の測定手順(85)
　2．検査結果で何を考えるか(88)
　3．次の一手(92)
　4．POCT 後、次のチェックはいつ行うか(94)

●目　次

7　SpO$_2$ ─────────────────────（萩原祥弘）**95**

1．測定原理（96）
2．測定方法（97）
3．モニターの基本（98）
4．ER での実際の使用方法（100）

8　ETCO$_2$ ─────────────────────（萩原祥弘）**103**

1．測定原理（104）
2．測定方法（104）
3．カプノグラムの基本波形（104）
4．ER での実際の使用方法（106）
5．PETCO$_2$異常の原因（109）

9　心電図（Ⅱ誘導） ─────────（齋藤　司、豊田弘邦）**111**

1．注意点（111）
2．実際の測定手順（111）
3．不整脈の診断（113）
4．緊急治療が必要な不整脈（122）

10　尿比重 ─────────────────────（宮本和幸）**124**

1．尿比重・尿浸透圧測定の意義（124）
2．尿比重と尿浸透圧の関係（125）
3．尿比重測定の実際（125）
4．尿濃縮の生理学（128）
5．異常がみられた場合の検査の進め方（130）

11　尿一般定性 ───────────────────（宮本和幸）**134**

1．尿一般定性検査の適応（134）
2．尿観察・尿一般定性（試験紙）検査の実際（135）
3．異常がみられた場合の考え方（137）

12　心筋マーカー ──────────────────（弘重壽一）**148**

1．検査の意義（149）
2．測定により何がわかるか（149）
3．検査結果に応じて何を考えるか（154）
4．異常となるほかの疾患（154）
5．次の一手（156）

iii

13　BNP ——————————————————————(弘重壽一) 157

1．BNP および NT-proBNP とは (158)
2．実際の測定—どういうときに検査するか (159)
3．BNP と NT-proBNP の使い分け (160)
4．検査結果で何を考えるか (161)
5．異常となる疾患—測定結果に影響する因子 (163)
6．検査結果を次にどう役立てるか (164)

14　D-ダイマー/FDP ——————————————(門馬秀介) 166

1．凝固と線溶 (167)
2．一次線溶と二次線溶 (168)
3．D-ダイマーと FDP (168)
4．測定後の判断 (170)
5．異常値を示す疾患 (171)
6．偽陽性となる場合 (173)
7．問題点 (174)
8．Get the Knock (174)

15　髄液一般 ——————————————————————(朝見正宏) 176

1．目的 (176)
2．実際の測定手順 (176)
3．検査結果 (180)
4．髄液検査の臨床への応用 (183)
5．髄膜炎に対する治療の評価 (183)

16　感染症迅速診断（免疫学的手法）————————(大西　司) 187

1．インフルエンザ (187)
2．A 群 β 溶連菌感染症 (189)
3．マイコプラズマ感染症 (190)
4．レジオネラ肺炎 (192)
5．肺炎球菌性肺炎 (194)

17　グラム染色・顕微鏡検査 ——————(神田　潤、立石裕子) 198

1．グラム染色・鏡検の適応となる患者 (198)
2．グラム染色の方法 (199)
3．鏡検のポイント (199)
4．グラム染色・鏡検の臨床への応用 (204)
5．抗菌薬決定のその後 (204)
6．グラム染色・鏡検の限界について (208)

●目　次

18　結核関連・抗酸菌検査 ────────（扇谷昌宏、永井英明）**210**

　　1．救急外来で結核を想定する患者群(210)
　　2．抗酸菌検査の解釈について理解する(213)
　　3．結核である場合の対応について理解する(218)

19　尿中薬物定性試験 ──────────────（小島直樹）**222**

　　1．尿中薬物定性試験の意義(222)
　　2．尿中薬物定性試験の種類と特性─特にトライエージ DOA について(223)
　　3．トライエージの測定原理、測定方法(225)
　　4．検査結果を解釈する際の注意点(228)
　　5．検査結果をどのように臨床に活かすか？(231)
　　6．POCT 後の追加検査とその目的(232)

20　HCG 定性 ───────────────（山下有加、関沢明彦）**233**

　　1．HCG とは？(233)
　　2．HCG 検査の実際(233)

21　血液型と Rh ──────────────────（大野絢子）**238**

　　1．血液型の測定方法(239)
　　2．輸血の手順(242)
　　3．危機的出血の際の緊急輸血(244)
　　4．大量輸血(249)
　　5．輸血の副作用・合併症(251)

22　胸部 X 線写真 ──────────────────（今井俊道）**262**

　　1．撮影体位による見え方の違い(263)
　　2．重要な異常所見(263)
　　3．臨床症状と鑑別疾患(266)
　　4．胸部外傷(276)

23　腹部超音波検査 ─────────────────（西川順一）**278**

　　1．腹部救急診療における超音波検査の役割(278)
　　2．腹部救急疾患の超音波像(278)

24 心臓超音波検査 ───────（塚本茂人、福岡裕人）287

1．心臓超音波検査を行う前の準備（287）
2．救急の現場における心臓超音波検査の必要最小限のチェックポイント（288）
3．救急疾患別のチェックポイント（297）

25 産科超音波検査（FASO含む）

─────────（大場智洋、仲村将光、関沢明彦）313

1．産褥期の出血への対応（313）
2．Focused assessment with sonography for obstetrics（FASO）（313）
3．産褥期の出血の原因（314）
4．FASOを行う手順と鑑別診断（317）

■ TOPICS

・SMBG機器とPOCT対応機器について ───────22
・FGMシステムについて ───────26
・乳酸についての考え方（Advanced） ───────35
・FDPとD-ダイマーの違い ───────91
・SpO₂測定時に陥りやすい代表的なピットフォール ───────98
・百聞は一見にしかず ───────133
・G式アンチバイオグラム ───────205
・IGRAについて ───────216
・抗酸菌塗抹検査と同定検査、感受性検査 ───────216

総論

緊急検査を行う意味、避けることのできるリスク

● ER における身体所見―病歴聴取―緊急検査の関係

上級医はこう言う、"検査に頼り過ぎるな""身体所見や病歴から 80%は診断可能だ"と。もちろんそのとおりである。医療費も医療資源も抑制できる。がしかし、特徴的な身体所見についても感度、特異度共に 100%ということはない。病歴にしても、すべてを正確に漏れなく語れる患者さんはいないし、そんなことをしていては時間が足りない。といって、必要な情報だけを誘導しては鑑別疾患がなかなか出てこない。同居している家族であっても、患者さんのここしばらくのことをよくわかっていないこともしばしばあるし、わからないならまだしも、間違っていることもある。どう見てもここ 1 週間ぐらい食事が摂れていなかったんじゃないかと考えられる身体所見の患者さんでも、同居の家族の話では昨日まで普通でした（と思います）、という具合に。もとより患者さんに意識がなくて病歴そのものが聴取できないこともある。

● 確定診断へ早く到達する方法

もちろん、余計な検査をしないで身体診察と病歴聴取から疾患を想起するのが基本である。ただ、残る 20%のヒントを提供したり、グレーゾーンから確定診断へ一筋の光を当ててくれるのが緊急検査といえるだろう。実際、日本の医療では、病歴聴

取や身体所見よりも検査をより重要視する傾向にある。検査の結果を待って最終的に決断し治療を開始するほどに、特にそのラインナップとスピード、そして保険適応の範囲において、諸外国に比べ検査環境が整っているということなのである。それを利用しない手はない。

　思い出すのは、「レッド・サン」(1971年，仏・伊・西共作)という映画である。かなり古くて、荒唐無稽といえばそれまでだが、寡黙で腕の立つ侍役の三船敏郎(黒澤明監督の「7人の侍」や「羅生門」で主役を演じ世界のミフネと呼ばれた)が、銃だけが頼りのアメリカ西部で、カウボーイを接近戦で次々に切り倒していくのだが、最後に悪役のアラン・ドロンに銃で瞬殺されてしまう(ルパン三世の五右衛門のようにはいかなかった!!)。POCT(point of care testing)とは、この刀に対する銃のように"キラーアイテム"になるのである。

● 緊急検査の価値

　あまりよいたとえではなかったかも知れないが(^_^;)、言いたいことは、救急外来に患者さんが来たときに、低血糖を疑って特徴的な身体所見を見つけようと身体診察を始めるより先に、血糖値が明らかになるのが今の救急外来の実情である。静脈路確保のときに同時に採血しておけば、(静脈血)血液ガスと血糖値、Na^+、K^+、Ca^{2+}は遅くとも数分で出る。私のような救急医は心配性なので、静脈路確保(＆採血)は身体診察よりも先に行う[実際には静脈路確保はC(circulation)なので、A(airway)とB(breathing)の管理が順序は先である。もちろん静脈路確保が不要なほど状態が安定していれば話は別だが…]。インスリン使用歴や低血糖発作の既往は、来院前に家族や救急

隊から、あるいは以前かかったときの診療録から、ある程度予想がつく。だから、診断がついたら50%ブドウ糖液20〜40 mLを静脈内投与してから、その回復によって確定診断するのが普通のやり方である。

ただここで気をつけなければいけないケースがある。もしこの患者さんがしばらく前から食事ができていない状況が予想されたら、チアミン欠乏性乳酸アシドーシスも疑ってブドウ糖よりも先にビタミン B_1 を打つ必要がある。ウェルニッケ脳症を起こさないようにするためである。そのときには血糖とほぼ同時に判明する血液ガスデータから、pH、$PaCO_2$、HCO_3^-、BE（base excess；塩素過剰）、そして乳酸の値を確認して、代謝性アシドーシス、呼吸性の代償、乳酸値の上昇などで、その可能性をより確かなものにする。同時に Na の異常もチェックしておこう。電解質異常が意識障害の主原因だったりすることもあるし、Na の異常は、脱水、溢水、SIADH（抗利尿ホルモン分泌異常症）、CSWS（脳性塩類喪失症候群）など多彩な病態の結果で起こる。「静脈採血の血液ガスで問題ないのか？」とおっしゃる方もいるかも知れない。動脈採血の血液ガスと大きく違うのは、PaO_2 だけなので、もう1回痛い思いを患者さんにさせて動脈穿刺を強行するよりも、酸素化は SpO_2 で代償する。

またインフルエンザや結核における胸部 X 線を含む緊急検査は、医療安全の観点から、患者さんだけでなくわれわれ医療スタッフ、所属する医療機関を守るうえで非常に重要である。疑っていることを明確に本人、家族そしてスタッフに示したうえで、緊急検査を施行し、担当スタッフは N95 マスクを着用して、まずは隔離できる病室で管理できれば、院内での感染管理に落ち度はない。検査の結果が出ると、呼吸器内科転科、結核

の継続治療のために転院、隔離解除のどれかに進んでいく。最初にこの緊急検査を怠った場合、その後の院内感染発生時に所属医療機関の受けるダメージは計り知れない。

● 注意すべきピットフォール

　緊急検査を利用するにあたり、忘れてはいけないことがいくつかある。

　１つめは、検査結果で確定診断できたとしても、その症例の**身体所見の特徴、病歴に潜むキーワードを必ずおさらいして、翻ってこの診断名の患者さんには、このような身体的特徴があった、このような特徴的な病歴があった、ということを経験として頭の中に積み重ねていってほしい。**それが繰り返されれば、やがて救急外来へかかってきた電話の内容だけで、可能性の最も高い疾患名が１つ浮かんでくる。もちろん同時にそれ以外の忘れてはいけない鑑別すべき疾患名もいくつか挙がってくる。そして来院した患者さんの身体的特徴を一瞥しただけで、やっぱりそうだったかとスナップ診断できるようになるだろう。それでは必要最小限の緊急検査でその診断を確定させ、さっそく治療を開始しよう。明日でよい検査は明日に回して、ERや検査室、放射線科への負担を軽減しよう。患者さんの家族、ERの看護師たちが先生を尊敬の目で見上げているのが目に浮かぶ。上級医は、繰り返されたそれまでの経験によって、このスキームが身についている。だいじょうぶ、先生もすぐそうなるだろう。たくさんの多様でかつ実は同質な症例の積み重ねが、あなたを鍛え上げ一人前の医師にさせるといえよう。

　重要なことの２つめは、**最初に見つけた１つの異常値をもって、すべての問題が説明できるか**という点である。糖尿病の既

往をもつ高齢患者がここ数日寝込んでいた。反応がなくなったので救急車で家族とともに搬送されてきた。POCTで68 mg/dLとさっそく低血糖が引っかかった。よし、まずは低血糖による意識障害でいいだろう。食事が少ないのにいつもと同じ量のインスリンを打っていたのかな。血圧が低いのは食事量の低下による脱水（循環血液量減少性ショック）と考えて、ブドウ糖と細胞外液の急速輸液でまずは反応を見よう。水溶性ビタミンの枯渇もあるかも知れないから、ビタミンB₁はたっぷり点滴に混注しておこう。（しばらくして）あれ、今ひとつ意識も血圧も反応が悪いな。ちょっと待てよ、低Na血症もある。これは、食欲不振が続いてNaの摂取不足だろう…。仕方ない、もう一度50%ブドウ糖液20 mL静注、ドパミンも準備して！

いかにもありがちなERでの診療風景だが、低血糖、ショック、低Na血症とくれば、もう1つ重要な病態、相対的副腎不全を考えねばならない。実際、重症患者の多くはストレス下にあり、高血糖が多いのが通常である。そのような重篤感があるにもかかわらず思ったよりも血糖値が高くない症例では、常にこの病態を想起する必要がある。この症例の場合、ヒドロコルチゾンをドンと静注して、点滴にも追加しておけば、きっと血糖も血圧も上がってくる可能性大である。もちろん循環血液量は減少しているから十分な細胞外液の追加投与は必要である。体温は高くなくても感染先行による敗血症性ショックの可能性の方が高いと考えられる。CRPも確認して、血培2セットほか培養を行ったら、早々に抗菌薬とノルアドレナリンも始めなければいけない。胸部X線、尿一般とともに、必要ならば胸腹部CT、髄液検査も追加する。造影剤を使うとなれば、BUN、Creの値もその前にPOCTで早く知りたいだろう。多分ICU

管理が適切である。この症例のように、緊急検査は結果が早く
出る分、お手付き（早とちり）にも注意しておかなければいけな
い。次々に五月雨式に出てくる緊急検査結果に漏れなく目を通
そう。低 Na 血症などは採血しないとその存在を疑うことは困
難である。血糖値、電解質異常だけでなく、胸部 X 線、心電図
や心筋マーカー、髄液検査、感染症の関連検査などすぐ出る検
査、特に重要と考えられる検査は、出次第確認し、次の手を打
つ必要がある。

　注意すべき最後の１つは、**目の前にある検査結果が真に正し
い値かどうか**ということである。検体が正しい手順で採血され、
正しいスピッツに入れられ、正しく保存されてすぐに運ばれ、
検査過程そのものも正しく遂行されたのか（これだけはわれわ
れにはどうしようもないが）、そもそもこの検査結果はこの患
者さんのもので間違いないか、など前提自体に問題がないかな
ど、気をつければ避けることができるポイントがいくつかある。
できればその辺の細かな部分も知っておいてほしい。高 K 血
症があれば、すぐに代謝性アシドーシスや急性腎障害を考える
が、例えばモニターされている心電図の T 波の高さはどうだろ
うか？　T 波の増高がないとすれば、同時に採血された LDH
（乳酸脱水素酵素）は上がっていないだろうか？　検査結果の注
意事項の欄に溶血の２文字はないだろうか？　また血液ガス検
査では、採血された血液は検査を待つ間にある程度冷えてしま
うので、測定時の血液温での実測値は 37℃に補正されて検査結
果が出ている。当然ながら低体温症や熱中症患者の血液温は
37℃から大きく外れているので、患者の本当の深部温（37℃で
はなく）に補正する必要がある。アンモニアの採血後のスピッ
ツは氷を入れた紙コップに埋めておかないと、室温ではすぐに

値が上昇することは御存知だろう。

● 最後に

　緊急検査に関する一般的な話はここで終わりである。この先には、緊急検査が可能な、そしてそれが有効な各種検査に関する情報が順序よく並んでいる。暇なときに読むよりも、緊急時に読む方が頭に入る。救急外来担当時には常に携帯し、患者搬入前にかかわりそうな部分を予習して、患者が途切れて少し時間が空いたときに復習がてら1項目ずつを通しで読んでみてほしい。

（三宅康史）

各論

1. 血　糖

1 血　糖

ポイント

❶低血糖は緊急、高血糖の DKA・HHS は緊急、それ以外
　は準緊急として対応する。

❷DKA・HHS 治療の 3 本柱は、①脱水の補正、②インス
　リン投与と電解質補正による血糖および代謝状態の改
　善、③高血糖惹起因子の同定とその治療、である。

❸低血糖の症状は多彩であり、疑わなければ確定診断不可
　能な病態である。

❹現在使用できる血糖測定装置は多種多様であり、POCT
　対応機器について理解する必要がある。

1・高血糖

　インスリンの絶対的な不足と脱水状態が認められる糖尿病性
ケトアシドーシス（diabetic ketoacidosis；DKA）と高度の脱
水とインスリンの相対的な不足が認められる高浸透圧高血糖症
候群（hyperosmolar hyperglycemic syndrome；HHS）は、
糖尿病における代謝失調としてしばしば緊急を要することを経
験する。

　DKA は 1 型糖尿病に多くみられ、1 型糖尿病の発症時やな
んらかの理由でインスリン注射を中断した場合や全身性疾患な
どによるストレスが誘因となって起こることが多い。また 2 型
糖尿病に発症することも少なくなく、近年では清涼飲料水多飲
により誘発されることが多く（ソフトドリンクケトアシドーシ

スまたはペットボトル症候群）、高血糖、高ケトン血症およびアシドーシスがみられることが特徴である。

　一方、HHSは中高年の2型糖尿病患者に多くみられ、糖尿病に感染、脳梗塞や心筋梗塞などのストレスが加わった場合や水分が十分に摂取できない場合に、高血糖が悪化し脱水を生じて発症することが多い。また高カロリー輸液中の患者、透析中の患者などにもしばしば発症し、さらに薬物としてHCO_3^-代謝に影響を与えるコルチコステロイドやサイアザイド系薬剤、交感神経刺激薬であるドブタミンやテルブタリンなどが誘因となることもあり、高血糖および高浸透圧血症、これに伴う浸透圧利尿による脱水が主な病態である。

　<u>臨床症状は、著しい口渇、多飲、多尿、体重減少、倦怠感、痙攣、振戦などである。急性の症状として、激しい腹痛、嘔吐など消化器症状が起こる場合があり、注意が必要である。</u>身体所見として、血圧の低下、頻脈、皮膚や口腔粘膜の乾燥が認められ、時に意識障害をきたすことがある（**表1**）。

　治療は、まず生理食塩液（0.9% NaCl）の急速輸液（成人では1,000～1,500 mL/時、小児では10～20 mL/kg/時）を行い、脱水を補正する。輸液開始4時間後の血清ナトリウム（補正Na＝実測Na＋[（血糖－100）/100]×1.65）が145 mEq/L以上であれば0.45% NaCl（ハーフ生食）に変更する。145 mEq/L未満であれば0.9% NaClで輸液を続行し、適宜補正Na濃度で再評価を行う（**図1**）。

1. 血 糖

表 1. DKA と HHS の鑑別

	DKA	HHS
糖尿病状態	1 型糖尿病に多い	2 型糖尿病に多い
誘因	インスリン注射の中止、減量、治療不十分、感染、心身ストレス	急性感染症、薬剤（降圧利尿薬、ステロイド、免疫抑制薬）、脱水、火傷、肝障害、腎障害
発症年齢	多くは 30 歳以下	多くは 50 歳以上
臨床症状	口渇、多飲、多尿、体重減少、全身倦怠感、腹痛、筋肉がつる、吐き気、意識障害	口渇、多飲、意識障害
理学的所見	著明な脱水、アセトン臭、クスマウル大呼吸、血圧低下、頻脈	著明な脱水、アセトン臭なし、意識障害・錐体路徴候・失語など多彩な神経症状
尿中ケトン体	強陽性	陰性もしくは弱陽性
血糖値	250〜1,000 mg/dL	600〜1,500 mg/dL
PH	7.3 以下	7.3〜7.4
HCO_3^-	15 mEq/L 以下	20 mEq/L 以上
Na	正常〜軽度低下	上昇
K	やや上昇	やや上昇
Cl	正常	正常〜やや高値
血漿浸透圧	上昇	著増

インスリン投与

　初期輸液と評価を行った後、速効型インスリンの経静脈的持続投与（0.1 IU/kg/時；ヒューマリン R®50U＋生理食塩液 49.5 mL）を開始する。成人では最初に速効型インスリン 0.15 IU/kg を静脈内注射してもよい。1〜4 時間ごとに血糖値を測定し必要に応じてインスリン投与量を決める。

　DKA では 250 mg/dL、HHS では 300 mg/dL をとりあえずの目標とする。

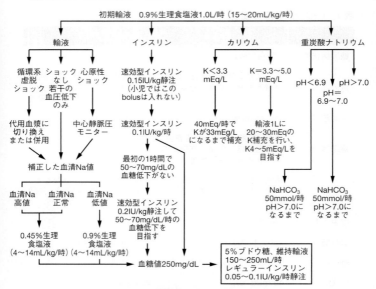

図1. 糖尿病性ケトアシドーシスの治療

(American Diabetes Association：Hyperglycemic crises in patients with diabetes mellitus. Diabetes Care 25(S1)：100-108, 2002による)

血糖値の急激な是正は、脳浮腫や眼底出血を誘発するので、50〜100 mg/dL/時を目安に血糖の低下を図る（**表2**）。

表2. 微量輸液ポンプの速度調節方法（例）

血糖値(mg/dL)	〜150	151〜200	201〜250	251〜300	301〜350	351〜
開始量(mL/時)	−0.4	±0	+0.3	+0.5	+1.0	+1.3

2・低血糖

　救急外来における意識障害の誘因の1つとして低血糖症が挙げられる。

　意識障害下において十分な情報が得られない場合には、医療者が低血糖を疑わないと発見が遅れ意識障害が遷延する可能性があるので常に念頭におく必要がある。

　近年、国外の大規模臨床試験の結果から、厳格な血糖コントロールを行った強化療法群での重症低血糖頻度の増加が報告され、本邦においても救急搬送された約6,000人の臨床研究において、搬送患者の約1%が重症低血糖による意識障害となっており、「60%以上が70歳以上の高齢者」「CKD stage 3〜5の腎機能障害」「スルホニル尿素薬を内服中」という特徴が挙げられた。

　低血糖症状は "なんでもあり" である。

・交感神経症状：発汗、振戦、動悸、悪心、不安感、熱感、空腹感、頭痛などがアドレナリン分泌により出現する交感神経症状であり、中枢神経症状が出現する前の警告症状である。

・中枢神経症状：グルコース欠乏症状として眠気、脱力、めまい、疲労感、集中力低下、見当識低下などや精神症状として不安感、抑うつ、攻撃的変化、不機嫌などが生じる。

・大脳機能低下：血糖値が30 mg/dL程度に大脳機能低下が進行し、痙攣、意識消失、一過性片麻痺、昏睡といった重篤な症状が出現する。

　従来より患者には次のように説明する。

は：腹が減る
ひ：冷や汗
ふ：ふるえ
へ：変にドキドキ
ほ：放っておくと意識がなくなる

　診断は基本的にウィップル（Whipple）の三徴である（表3）。
　治療はブドウ糖投与として、経口では5〜10g、静注では10〜20gを初期投与の目安とし症状に応じて調節する。**応急処置で低血糖がいったん回復しても薬剤によるインスリン誘発性低血糖の場合には、低血糖の再発や遷延が起きることも予想する。**

　また静脈路確保困難、病院外での処置などブドウ糖が投与できない場合には、グルカゴン1mgを筋注する。血糖上昇までに6〜7分程度を要し、ブドウ糖静脈内注射よりもやや遅く、血糖値の上昇は一過性である。また飢餓状態、肝硬変などでグリコーゲンが枯渇していると効果がないことがある。

表3.　ウィップルの三徴

1. 低血糖として矛盾しない症状の存在
2. 有症状時に血糖低値
3. 血糖値上昇に伴い症状が消失

3・血糖測定器

　日常診療で用いる血糖検査は、血液中のD-グルコースの濃度を求めるものであり、血糖測定機器には、①施設検査室で測定されている特異性の高い酵素法であるHK-G6PD法により自動分析する装置、②患者自身が家庭などで測定するSMBG（self monitoring of blood glucose）機器、③医療現場やベッドサイドなどで医療従事者が測定するPOCT（point of care

1. 血糖

testing)対応機器、がある。

　特に携帯移動が可能で操作が容易な迅速検査である②と③については、使用目的や測定上の注意が混同されがちであり、それぞれについて理解する必要がある。

　まずは測定の精確さである。検査室で測定する日常検査法での測定の精確さは、誤差の大きさとして 100 mg/dL 以下ではほぼ±5 mg/dL 以内および 100 mg/dL 以上においてほぼ±5％以内である。

　図2に示すとおり、相対誤差の大きさは、検査室での測定は±5％以内、POCT 対応機器での測定では±10％以内、SMBG 機器では±15％以内となる。特に SMBG 機器では、50〜70 mg/dL の低値での精確さが不十分であることと、SMBG 値は糖尿病治療薬の有効性のエビデンスとしては認められていない。

　このうち POCT 対応機器と SMBG 機器については、FDA（米国食品医薬品局）から使用条件と精確さの基準のガイドラインが提示されている（**表4**）。

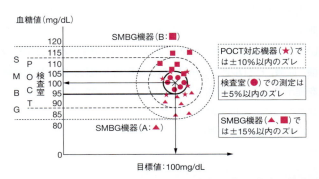

図2. 血糖測定における検査手法による測定値のズレの程度の模式図
　測定値の繰り返し性＝精密さ、目標力のズレの程度＝正確さ。
　正確さと精密さを合わせて精確さという。

表 4. SMBG 機器と血糖測定用 POCT 対応機器の精確さのガイドライン（FDA）

区分	対象機器	使用条件	精確さの基準
Document A	SMBG 機器	家庭で使用、OCT 扱い	・測定値の 99％は対照値に対する相対誤差で±20％以内 ・測定値の 95％は対照値に対する相対誤差で±15％以内
Document B	POCT 対応機器	病院	・70 mg/dL 以下：測定値の 99％は対照値に対する相対誤差で±7 mg/dL 以内 ・70 mg/dL 以上：測定値の 99％は対照値に対する相対誤差で±10％以内

　SMBG 機器の使用条件は家庭であり、OTC（薬局で購入できる一般医薬品）扱いであり、測定値の相対誤差は 99％の範囲で±20％以内である。また POCT 対応機器については、使用条件は病院であり、測定値の相対誤差は 99％の範囲で、70 mg/dL 以下では±7 mg/dL 以内、70 mg/dL 以上は±10％以内である。

　入院病棟や院内の各部門の血糖値迅速検査に「操作が簡単に測定できる」という理由で SMBG 機器が用いられることが多いのが現状であるが、ヘマトクリット（Ht）値やアスコルビン酸、尿酸、ビリルビン、PAM などの影響を受け、誤った血糖値を提示することが報告されており、測定結果が直ちに治療に活かされることには危険性が伴う。

　さらに SMBG 機器はその多くが末梢全血での測定を基本として設計されており、末梢血よりグルコース濃度の低い静脈血を使用することや、Ht の大きく異なる全血を用いて測定を行うと、適切な測定結果が得られないことが挙げられる（表 5、6）。

1. 血　糖

表 5. SMBG に潜む影響因子

影響因子	影響病態、影響物質
O₂分圧	呼吸管理中、在宅酸素療法、動脈血/透析患者シャント血
Ht	貧血、透析患者、新生児
還元性物質	アスコルビン酸、ビリルビンなど
グルコース以外の糖	マルトース、ガラクトース
薬剤	PAM（プラリドキシムヨウ化メチル：有機リン剤）
血液採取量・方法	点着血液量、採取法
環境温度	季節、地域など

O₂分圧 = O_2分圧

表 6. SMBG 測定原理別共存物質の影響

測定原理	Ht による影響	O₂分圧による影響	グルコース以外の還元糖による影響			PAM による影響	還元性物質による影響
			マルトース	ガラクトース	キシロース		
GOD 電極法	×	△	○	○	○	×	高濃度の還元性物質の影響を受けやすい
GDH-PQQ 電極法	×	○	×	×	×	○	影響を受けることがある
GDH-NAD 電極法	×	○	○	○	○	○	影響を受けることがある
GDH-FAD 電極法	×	○	○	○	×	○	影響を受けることがある
GOD 比色法	×	○	○	○	○	未確認だが、影響を受ける可能性は低い	高濃度の還元性物質の影響を受けやすい
GDH-PQQ 比色法	×	○	×	×	×		影響を受けることがある

×：影響を受ける　○：影響を受けない　△：機種により影響を受けるものと受けないものがある
PQQ：pyrroloquinoline quinone　PAM：2-pyridine aldoxime methiodide（有機リン系農薬の解毒剤）

一方でPOCT機器は全血での測定が可能で共存物質の影響を受けにくい測定原理となっている。しかし、その使用者は看護師か医師の場合がほとんどで、血液混入などによる故障への対応について情報共有が必要となってくる。さらには連日コントロールによる管理やキャリブレーションによる校正が必要となることも、SMBG機器に比べ手間が多い。それでもその精確さを考えると医療上のメリットが大きいが、保険点数上では採算が合わないことがあるPOCTの効果的な使用と発展には、保険診療上の配慮も考慮される必要がある（**表7**）。

表7. POCTの注意点

1. 使用者への配慮、環境整備や説明
2. 故障時の対応
3. 測定情報などの取り扱い
4. 血液汚染
5. コントロールやキャリブレーションによる校正
6. SMBG装置はPOCTではない
7. 電子カルテや検査システムへの情報転送
8. 機器の情報提供

── ■ TOPICS ───────────────

‖ **SMBG機器とPOCT対応機器について**（表8、9）‖

SMBG（self monitoring of blood glucose）機器は「一般の人が自宅で使用できるように製造されたものである」と定義され、経過観察を目的として使用されるもので、治療に用いることはできない"Monitoring"です。

POCT（point of care testing）とは「被検者の傍らで医療従事者自らが行う簡便な検査」と定義され、ベッドサイドで測定結果に基づき早期に病態把握することや直ちに治療を行うことを目的としており"Care"です。

1. 血 糖

表 8. SMBG 機器一覧

製品名	ニプロケアファストR	ニプロケアファスタイル プリーダムライト	グルテストNeoアルファ <グルテストNeoセンサー>	ワンタッチ ベリオビュー	ワンタッチベリオIQ	アキュチェックアビバ	フレッシュジョンネオ	メディセーフ フィットスマイル	グルコカードGブラック
外観									
販売元	ニプロ	ニプロ	三和化学研究所	ジョンソン・エンド・ジョンソン		ロシュDGジャパン	アボットジャパン	テルモ	アークレイ
外形寸法(mm)	45×97×13	84×51×13	41×84×26	109×55.5×25	87.9×47×11.9	69×43×20	59.7×86.8×8.7	105×48×23	41×84×26
重量	約52g(電池込)	約45g(電池込)	約75g	約105g	47.06g	約40g	約37g	約80g(電池2本含む)	約75g
測定法	酵素電極法(アンペロメトリー)	酵素電極法(クーロメトリー)	酵素電極法	酵素電極法(アンペロメトリー)		—	酵素電極法	酵素比色色法[グルコースオキシダーゼ(GOD-POD)法]	酵素電極法
使用酵素	FAD-GDH	FAD-GDH	FAD-GDH	FAD-GDH		GDH-PQQ(変異形)	GDH-NAD	GOD-POD	FAD-GDH
検体量	0.4μL	0.3μL	0.6μL	0.4μL以上		0.6μL	0.6μL	0.8μL	0.6μL
測定時間	5秒	約4秒	5.5秒	約5秒		約5秒	5秒	約9秒	5.5秒
記憶容量	500件	400件	450件	600件	750件	500件	1000件	500件	450件
電池	リチウムポリマー充電池(充電可)	3Vリチウム電池 CR2032 1個	1.5Vアルカリ乾電池 単4形2本	単4形アルカリ乾電池2本	充電式電池	3Vリチウム電池 CR2032 1個	リチウム電池 CR2032 2個	単4形アルカリ乾電池2本	1.5Vアルカリ乾電池 単4形2本
測定回数	約300回(1回の充電で)	約1000回	約1000回以上	約1000回(測定のみの場合)	約240回(1回の充電で)	約1000回	3000回	約500回または半年使用	約1000回
測定範囲	20~600mg/dL	20~500mg/dL	10~600mg/dL	20~600mg/dL	20~600mg/dL	10~600mg/dL	20~500mg/dL	20~600mg/dL	10~600mg/dL
表示値	血漿グルコース値	血漿グルコース値	血漿グルコース値	血漿グルコース値	血漿グルコース値	血漿グルコース値	血漿グルコース値	血漿グルコース値	血漿グルコース値

表9. POCT 対応機器一覧

製品名:/センサーチップ名	スタットストリップ エクスプレス グルコース ケトン/スタットストリップ グルコース ケトンストリップ/スタットストリップ グルコース テストストリップ/スタットストリップ ケトンテストストリップ	スタットストリップ グルコースストリップ/スタットストリップ グルコース テストストリップ/スタットストリップ テストストリップ	ニプロスタットストリップXP3/ニプロスタットストリップGLU専用チップ/ニプロスタットストリップKET専用チップ	ニプロスタットストリップCT3/ニプロスタットストリップGLU専用チップ/ニプロスタットストリップKET専用チップ	ポケットケムBG/BGセンサー
外観					
販売元	ジョンソン・エンド・ジョンソン		ニプロ		アークレイ
発売年	2016年4月	2016年11月	2015年	2015年	2015年
基本原理	モディファイドGOD酵素電極法(3-ヒドロキシ酪酸脱水素酵素デヒドロゲナーゼ)		ニプロファイドGOD酵素電極法・3-ヒドロキシ酪酸脱水素酵素デヒドロゲナーゼ		FAD-GDH酵素電極法
測定項目	グルコース・3-ヒドロキシ酪酸		グルコース・3-ヒドロキシ酪酸		グルコース
Ht補正	あり[グルコース:20〜65%・ケトン(3-ヒドロキシ酪酸):25〜60%]		あり[グルコース:20〜65%・ケトン(3-ヒドロキシ酪酸):25〜60%]		20〜70%
検体量	グルコース:1.2μL以上/ケトン(3-ヒドロキシ酪酸):0.8μL以上		グルコース:全血1.2μL(毛細管血、静脈血、動脈血、新生児血)/ケトン体:全血0.8μL(静脈血、毛細管血)		全血0.3μL(指先全血を推奨)新生児には適さない
測定時間	グルコース:6秒間/ケトン(3-ヒドロキシ酪酸):10秒間		グルコース:6秒/ケトン体:10秒		5秒
測定範囲	グルコース:10〜900mg/dL/ケトン(3-ヒドロキシ酪酸):0.1〜8.0mmol/L	グルコース:10〜900mg/dL/ケトン(3-ヒドロキシ酪酸):0.1〜7.0mmol/L	グルコース:10〜900mg/dL/ケトン体:0.1〜7.0mmol/L		10〜800mg/dL
測定環境温度	5〜40℃	15〜40℃	5〜40℃	15〜40℃	8〜40℃
包装	グルコース:50枚入りバイアル×2/ケトン(3-ヒドロキシ酪酸):25枚入りバイアル×2	グルコース:100枚入り(50枚×2バイアル)/ケトン(3-ヒドロキシ酪酸):25枚入りバイアル×2	グルコース:100枚入り(50枚×2バイアル)、50枚入り(25枚×2バイアル)、50枚入り(個包装)/ケトン体:20枚入り(10枚×2バイアル)		50枚入りバイアル×1個

表9. 続き

製品名/センサー・チップ名	グルテストミントセンサー	メディセーフフィットプロ/メディセーフフィットチップ	アントセンスデュオ/アントセンスカートリッジ	アントセンス ロゼ/ロゼ チップフィルタ	フリースタイルフリーダムライトプロ/FSプレシジョンプロ血糖測定電極[β-ケトン測定電極(ケトン体測定用)]
外観					
販売元	三和化学研究所	テルモ	堀場製作所		アボット ジャパン
発売年	2012年3月	2009年9月	2013年11月	2009年11月	2013年
基本原理	アンペロメトリック酵素電極法 (FAD-GDH)	酵素比色法 [グルコースオキシダーゼ(GOD-POD)法]	酵素電極法 (GOD固定化膜+過酸化水素電極)	酵素電極法 (過酸化水素電極)	酵素電極法 (GDH-NAD+)
測定項目	グルコース	グルコース	グルコース	グルコース	グルコース(血中ケトン体3-ヒドロキシ酪酸)
Ht補正	あり (0%, 20〜70%の範囲で影響を受けない)	あり (2波長光で測定し、補正)	なし (カートリッジフィルタによる血球分離)	なし (チップフィルタによる血球分離)	あり (15〜65%の範囲内で使用)
検体量	全血・血漿検体0.6μL (毛細管血、静脈血、動脈血、静脈血漿、動脈血漿)	全血0.8μL	全血5〜20μL	全血検体6μL (毛細管血、静脈血、動脈血)	全血0.6μL (毛細管血、静脈血、動脈血、新生児血)
測定時間	7秒	9秒	45秒以内	20秒以内 (チップフィルタ挿入〜測定結果表示まで)	5秒
測定範囲	10〜1000mg/dL(全血)、10〜600mg/dL(血漿)	20〜600mg/dL	10〜600mg/dL	10〜999mg/dL	20〜500mg/dL
測定機環境温度	15〜40℃	10〜35℃	10〜35℃	10〜35℃	15〜35℃
包装	ミントセンサー50枚入(個包装)	メディセーフフィットチップ(個包装)30個入(バーコードなし)100個入(バーコードあり)	48テスト(アントセンスカートリッジ)	50枚入(ロゼ チップフィルタ)	100枚入(個包装)50枚入(β-ケトン血糖測定電極個包装)

― ■ TOPICS ―

| FGM システムについて |

　最近、FGM(flash glucose monitoring)システムという従来の SMBG や CGM(continuous glucose monitoring)とは異なる 2 つのグルコースモニタリングシステムが登場しました。FGM は皮下組織液中のグルコース濃度を持続的に測定するシステムです。14 日間連続使用できるセンサーを上腕に穿刺・装着し、Reader でスキャンすることにより測定データが得られます。この間、採血を伴う SMBG による較正が必要ないことや取り扱いも簡便であることが CGM にはないメリットをもたらします。センサー着用中は運動・入浴などを含め、普段どおりの生活を過ごすことができます。

　FreeStyleリブレPro(図 3-a)は医療従事者向けとして 2016 年 12 月に上市されました。センサーに保管された 14 日分のデータを Reader で読み取り PC にアップロードすることで、医師が信頼性の高いグルコースプロファイルを確認することができます。

　FreeStyleリブレ(図 3-b)は患者向けに開発された製品(保険収載待ち)で、センサーのメモリーには測定データが最大 8 時間分自動的に記録・更新されます。Reader でスキャンをし

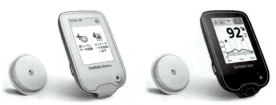

　　a：FreeStyleリブレPro　　　b：FreeStyleリブレ
　　　　　　図3. FGM システム

1. 血 糖

た際に測定値とともに変動傾向や過去の動きも表示され、また Reader には最大 90 日間のデータが保存されるので、専用ソフトで医師がデータを容易に解析することができます。

　Reader をセンサーに近づけるだけで瞬間的にグルコース濃度を測定できるため、"flash glucose monitoring（FGM）" と呼ばれ、これまでの 1 日何回か指尖からの採血で行っていた SMBG や、皮下のセンサーを利用して SMBG 値で補正をしながら約 1 週間の連続的な血糖モニタリングが可能な CGM と区別されています。

　指尖からの採血を必要としない血糖測定システムがこれまで存在しなかったことを考えると、今後の血糖測定の世界を大きく変える可能性があります。

（小島雄一）

2 動脈血液ガス分析

ポイント
❶動脈血液ガス分析を用い、患者状態を大まかに判断する。
❷測定できる項目を把握し利用の幅を広げる。
❸動脈血液ガス分析の限界を理解し、必要な検査を追加できる。

■はじめに

動脈血液ガス分析は pH、PaO_2、$PaCO_2$、HCO_3^-、電解質、乳酸値などが測定でき、なおかつ数分で結果が判明する。そのため、患者の全身状態を大まかに把握するうえで有用であり、POCT（point of care testing）と呼ばれる。

1・解釈の手順

動脈血液ガス分析の解釈の手順は、いくつかの方法が存在する。そのため、成書により解説が異なっている場合もある。今回は5ステップによるアプローチを示す。

5ステップによる解釈のポイント
❶pH をチェックする　〜アシデミアかアルカレミアか〜
❷呼吸性か代謝性か　〜原因を検索する〜
❸Anion Gap（AG）を計算する　〜開大性か非開大性か〜
❹代償があるか　〜適切な対応が行われているか〜
❺病歴や身体診察などと総合し病態を検討する　〜その患者に何が起きているか〜

2. 動脈血液ガス分析

- **まずは pH を確認する**

pH の正常値は 7.35〜7.45、すなわち 7.40±0.05 という非常に狭い範囲でコントロールされている。pH＜7.35 の酸性になった状態をアシデミア、pH＞7.45 のアルカリ性になった状態をアルカレミアという。また、酸性にしようとする力をアシドーシス、アルカリ性にしようとする力をアルカローシスという（**図 1**）。

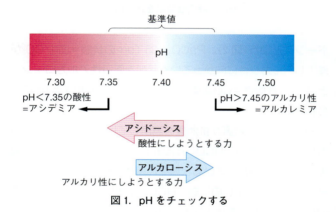

図 1. pH をチェックする

- **呼吸性か代謝性かを確認する**

pH は動脈血二酸化炭素分圧（$PaCO_2$）、重炭酸イオン（HCO_3^-）により規定され（Henderson-Hasselbalch の式）、肺と腎臓でコントロールされている。

$$pH = 6.1 + \log\frac{HCO_3^-}{0.03 \times PaCO_2}$$

二酸化炭素（CO_2）は水に溶けると酸性になるため、血中の CO_2 が増加すると血液は酸性に傾く。$PaCO_2 > 45$ Torr の状態＝血中 CO_2 が増加し酸性に向かっている状態を呼吸性アシ

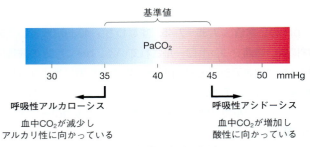

図2. 呼吸性変動を読み解く

ドーシスという(図2)。$PaCO_2 < 35$ Torr の状態＝血中 CO_2 が減少しアルカリ性に向かっていく状態を呼吸性アルカローシスという。「呼吸性＝CO_2 の増減とともに pH が変化する」と考えられる。

HCO_3^- は主に腎臓が排泄量を調節している。HCO_3^- はアルカリ性物質であり、$HCO_3^- < 22$ mEq/L の状態＝HCO_3^- が減少して酸性に向かっている状態を代謝性アシドーシスという。$HCO_3^- > 26$ mEq/L の状態＝HCO_3^- が増加してアルカリ性に向かっている状態を代謝性アルカローシスという(図3)。

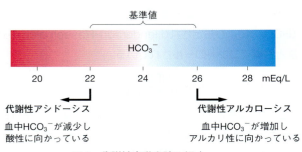

図3. 代謝性変動を読み解く

2. 動脈血液ガス分析

• Anion Gap（AG）を確認する

血液で測定される陽イオンのメインはナトリウムイオン（Na^+）、測定される陰イオンのメインはクロールイオン（Cl^-）、HCO_3^-である。血液中の陽イオンと陰イオンの総量は等しいため、

[Na^+] ＋ [測定されない陽イオン] ＝ [Cl^-] ＋ [HCO_3^-] ＋ [測定されない陰イオン]

であり、この式を変換すると、

[測定されない陰イオン] － [測定されない陽イオン] ＝ [Na^+] － [Cl^-] － [HCO_3^-]

となる。測定されない陽イオンにはカリウムイオン（K^+）やマグネシウムイオン（Mg^{2+}）などが含まれるが、いずれも無視できる程度に少量であるため、

AG ≒ [測定されない陰イオン] ＝ [Na^+] － [Cl^-] － [HCO_3^-]

（正常値は 12±2 mmol/L）

と表せる。測定されない陰イオンにはケトン体、乳酸イオン、硫酸イオンなどが含まれ、これらの増加により HCO_3^- が減少し、代謝性アシドーシスの病態を示す。したがって、AG の計算は代謝性アシドーシスの鑑別に有用である。なお、低アルブミン血症に伴う補正 AG や、補正 HCO_3^- の計算も必要であるが、分類がさらに細かくなってしまうためここでは敢えて省略する。

• 代償があるかを確認する

酸性に傾くかアルカリ性に傾くと、人体はそれを正常範囲内に戻そうとする。その際、アシドーシスやアルカローシスの原因となった臓器に対し、もう一方が中和する方向に働こうとする。この働きを代償という。呼吸性の場合は代謝性代償、代謝

31

性の場合は呼吸性代償が働く。

　呼吸性代償は呼吸回数を増減させるなど、呼吸中枢による換気量調整で行われ、数時間で起こるとされている。一方、代謝性代償は腎臓の近位尿細管における HCO_3^- 調整が関与しているため、完成には数日を要する。そのため、呼吸性アシドーシス・アルカローシスに対する代謝性代償が完成していないうちは急性発症、完成していたらある程度の日数が経過していると考えられる。

　代償がどの程度行われているかについては複数の予測式が存在しており（表1）、その範囲を明らかに超えている場合には、2つ以上のアシドーシスやアルカローシスの合併＝混合性障害を疑う。

表1．予想される代償性変化の範囲

一次性病態	代償性変化の範囲	代償の限界
呼吸性アシドーシス	急性変化：$\triangle[HCO_3^-]=0.1\times\triangle PaCO_2$ 慢性変化：$\triangle[HCO_3^-]=0.4\times\triangle PaCO_2$	$[HCO_3^-]=38\,mEq/L$ $[HCO_3^-]=45\,mEq/L$
呼吸性アルカローシス	急性変化：$\triangle[HCO_3^-]=0.2\times\triangle PaCO_2$ 慢性変化：$\triangle[HCO_3^-]=0.5\times\triangle PaCO_2$	$[HCO_3^-]=18\,mEq/L$ $[HCO_3^-]=15\,mEq/L$
代謝性アシドーシス	①$PaCO_2=1.5\times[HCO_3^-]+8\pm2$ ②$\triangle PaCO_2=1.25\times\triangle[HCO_3^-]$ ③$PaCO_2=[HCO_3^-]+15^*$	$PaCO_2=15\,mmHg$
代謝性アルカローシス	①$\triangle PaCO_2=0.6\times\triangle[HCO_3^-]$ ②$PaCO_2=[HCO_3^-]+15^*$	$PaCO_2=55\,mmHg$

＊pH：7.20～7.50 の範囲で有効

• 病態を検討する

　血液ガス分析の結果と現病歴や身体診察の結果などを総合して、患者の病態を検討する（表2）。

2. 動脈血液ガス分析

表2. 予想される病態

呼吸性アシドーシス	呼吸性アルカローシス
■ 中枢神経系：脳血管障害、炎症性脳疾患、薬物中毒、睡眠時無呼吸症候群など ■ 神経筋疾患：ギラン・バレー症候群、重症筋無力症、筋萎縮性側索硬化症など ■ 気道閉塞：気道内異物、腫瘍など 　呼吸器疾患：慢性閉塞性肺疾患、気管支喘息、間質性肺炎など ■ 胸郭/横隔膜関連：肋骨骨折、頸髄損傷、肥満、腹水貯留など	■ 中枢神経系：脳血管障害、炎症性脳疾患、中毒など ■ 疼痛や発熱などによる呼吸数増加：感染症、骨折、急性腹症など ■ 精神状態の変化：過換気症候群、パニック症候群、不安症候群など ■ 低酸素血症：肺炎、肺水腫など
代謝性アシドーシス	代謝性アルカローシス
■ アニオンギャップ開大性：乳酸アシドーシス、糖尿病性ケトアシドーシス、メタノールやサリチル酸などの中毒、尿毒症など ■ アニオンギャップ非開大性：下痢、緩下薬、尿細管性アシドーシスなど	■ 消化管からの H^+ 喪失：嘔吐、胃管・胃瘻からの吸引 ■ 腎臓からの H^+ 排出：クッシング症候群、原発性アルドステロン症、偽性アルドステロン症、バーター症候群、ギテルマン症候群、リドル症候群、低 Mg 血症、高 Ca 血症など

2・動脈血液ガス分析でほかに測定できるもの

a．ヘモグロビン(Hb)、ヘマトクリット(Ht)

　もちろん採血における「血算」の項目でも測定可能だが、ガス分析の方が早く結果が判明するため、輸血時の推移をみるときなどに有用である。

b．ナトリウムイオン(Na⁺)、カリウムイオン(K⁺)、クロールイオン(Cl⁻)

　こちらも採血における「生化学」の項目でも測定可能だが、やはりガス分析の方が早く結果が判明する。電解質補正は補正速度に注意を払わなければならないものも多く、忘れずにチェッ

クすべきである。

c．カルシウムイオン（Ca^{2+}）

Ca^{2+}は生体内で非常に狭い範囲内で調整されており、pHや血清蛋白濃度、副甲状腺ホルモンやカルシトニン、ビタミンDなどにより変動する。

Ca^{2+}は神経細胞の興奮伝達、筋肉の収縮、ホルモン分泌、血液凝固などにかかわっており、その変動によりさまざまな影響が生じる。**特に大量輸血施行時は輸血製剤の中に含まれるクエン酸が Ca^{2+}とキレート結合し低下する**ため、グルコン酸カルシウムなどを用いて補正していく必要がある。

d．乳酸（Lactate）（図4）

乳酸は嫌気性代謝下に蓄積されたピルビン酸から乳酸脱水素酵素（lactate dehydrogenase；LDH）により乳酸へ変換され産生されるとされ、そのため、乳酸の増加（>4〜5 mmol/L）＝酸素（O_2）の供給不足、つまり組織の低酸素化や循環不全を示唆すると考えられている。そのため、それらの原因を精査・治療することが大切と考えられる。

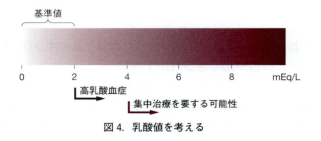

図4．乳酸値を考える

2. 動脈血液ガス分析

— ■ TOPICS ————————————————

‖ 乳酸についての考え方（Advanced）‖

　今まで乳酸については上記のような考え方となっていましたが、近年の研究ではまた違ったデータも出てきています。好気性代謝は嫌気性代謝に比し大量の ATP が産生できる一方で、反応速度は劣るため迅速にエネルギーが必要な場合には適さないので、O_2 の多少にかかわらず乳酸値が上昇することがあります。具体的には、高負荷の運動といった迅速・大量に ATP が必要な状態がこれにあたります。また、メトホルミン、プロポフォール、アドレナリン、β_2 刺激吸入薬といった薬剤の使用、肝不全による乳酸クリアランスの低下、全身痙攣、一酸化炭素（CO）などの中毒、悪性腫瘍などによっても乳酸値の上昇が示唆されます。そのため、乳酸の上昇＝重症化とは必ずしも結びつかない場合もあります。

　とはいえ、臨床では重症患者において乳酸値が上昇する例も多く、病状とまったく無関係ではない印象を受けます。「乳酸値が高いことについて検討し、原因を精査・治療する」ということが重要なのかもしれません。

3・静脈血液ガス分析は実用可能か

　外来などで採血をしたとき、上級医から「V ガス測ってきてくれる？」と言われたことがあるかも知れない。「侵襲度はなるべく低く保ちたいけど、短時間でできる最低限のチェックはしておきたい…」と考えているのではないだろうか。

　近年行われた研究では、**pH、HCO_3^- では相関が認められて**

表 3. 静脈血液ガス分析と静脈血液ガス
分析の相関関係

項目	動脈血−静脈血(95%信頼区間)
pH	0.03(0.027〜0.039) 0.03(0.029〜0.038)
PaO_2	36.9(27.2〜46.6)
$PaCO_2$	−4.41(−6.27〜−2.55)
HCO_3^-	−1.03(−1.50〜−0.56)
乳酸値	−0.25(−0.35〜−0.15)

<u>いるものの、PaO_2、$PaCO_2$、乳酸値といった項目では有意な相関は認められない、という結果であった</u>(表 3)。このことから、ある程度の予測には使用可能であるが、頻回の使用は控え、項目を絞って検討すべきであると考える。

4・動脈血液ガス分析の解釈に必要な呼吸生理

動脈血液ガス分析を行う重要な理由の 1 つとして、「酸素化や換気の状態を評価する」という点が挙げられる。ここでは酸素化、換気について概説する。

換気では「CO_2 が効率的に排出できているか」という点が重要である。CO_2 は O_2 の約 20 倍拡散が速く、また静脈血(体内)と肺胞内の空気(体外)では濃度差も約 100 倍あるため、すぐに血液内→肺胞内に移動し CO_2 濃度の上昇した空気が呼出される。そのため、「肺胞内の空気を次々入れ替えて、新しく入ってくる空気に CO_2 を拡散させる=呼吸回数を増やす」「1 回の呼吸で肺胞内に入る空気の量を増やし、CO_2 が拡散できる容積を増やす=1 回換気量を増やす」などの方法が考えられる。$PaCO_2$ のコ

ントロール目標としては、頭部外傷の急性期では 30 mmHg まで許容できる、COPD（慢性閉塞性肺疾患）では普段からある程度高値で管理するなど、病態により目標とする数値は変わるため、それに合わせて呼吸補助や、場合によっては人工呼吸器管理が必要となる。

O_2 は肺胞内から血液内の Hb に渡され、血流により末梢の組織に運ばれて受け渡しが行われる。この過程のいずれかに障害が生じると低 O_2 血症となる。具体的には肺炎や肺水腫などのような肺胞の病変、肺血栓塞栓症のような血管病変が挙げられる。

5・P/F 比について

動脈血酸素分圧（PaO_2）は酸素化の指標ではあるが、臨床現場ではリザーバー付きマスクなどによる O_2 投与や人工呼吸器管理をされている場合もあり、吸入気酸素濃度（F_IO_2）も病状によってさまざまである。そのため、同じ PaO_2 でもどのような状況下で測定されたかによってその意味合いが違ってくる。ICU などでは酸素化の指標として、P/F 比（P/F ratio）を用いることがあり、以下の式で表される。

$$P/F 比 = \frac{PaO_2}{F_IO_2}$$

PaO_2 が同じでも F_IO_2 が高いほど P/F 比は低くなり、酸素化能が悪い➡重症度が高いという判断材料になる。

急性呼吸窮迫症候群（acute respiratory distress syndrome：ARDS）のベルリン定義では、P/F 比が重症度分類に用いられている。呼気終末陽圧（PEEP）≧5 cmH$_2$O（または CPAP：持続的陽圧呼吸）下で、以下のように分類される。

- 軽症……200＜P/F 比≦300
- 中等症…100＜P/F 比≦200
- 重症……P/F 比≦100

6 ・A-aDO$_2$について

　O$_2$は気道を介して肺胞に到達し、血液内に入って運搬される。理想的な状態であれば、肺胞内に入った O$_2$はすぐに血液内に拡散・飽和し、肺胞内と血液内の酸素分圧は等しくなるはずである。しかしながら、実際はさまざまな要因により肺胞内と血液内の酸素分圧には差ができる。この差を A-aDO$_2$（肺胞気-動脈血酸素分圧較差）という。A-aDO$_2$があまりにも大きい場合、

　　肺胞まで O$_2$が行っているにもかかわらず血液内に O$_2$が
　　行っていない状態≒肺がよくない状態

と考えることができる。ここでは計算式の原理なども含めて概説するが、煩雑な部分もあるため重要そうな式だけ暗記するのでもよいと筆者は考えている。

$$A\text{-}aDO_2 = P_AO_2 - PaO_2$$

肺胞気-動脈血酸素分圧較差＝肺胞内酸素分圧－動脈血酸素分圧

　このうち、PaO$_2$は血液ガス分析で測定可能であるため、肺胞内酸素分圧（P$_A$O$_2$）を計算できれば A-aDO$_2$が明らかになる。

　P$_A$O$_2$を計算するためには、まずは吸入している空気の酸素分圧を計算する必要がある。今回は海抜 0 m＝大気圧 760 mmHg として計算する。空気中には約 21%の O$_2$が含まれているため、吸入する空気の酸素分圧は、

2. 動脈血液ガス分析

$$760 \, mmHg（大気圧）×0.21（F_IO_2＝21\%）＝159.6 \, mmHg$$
$$≒160 \, mmHg$$

となっているはずである。しかし、気道や肺胞内を通る過程で加湿されるため、**実際のガス交換に使用される空気には水蒸気が含まれている。**37℃（≒体温）下の水蒸気圧は 47 mmHg であるため、上記の式は、

$$（760 \, mmHg－47 \, mmHg）×0.21＝149.73 \, mmHg$$
$$≒150 \, mmHg…①$$

と変形できる。つまり、われわれが吸入する空気の酸素分圧は 150 mmHg と考えられる。

　ここで吸入する空気の酸素分圧＝肺胞内酸素分圧（P_AO_2）とできれば話は簡単になるのだが、残念ながらそうもいかない。肺胞は約 3 億個存在しており、その中には広がりやすい肺胞・広がりにくい肺胞などの差があるため、吸入した空気は不均一に分布する。そのため、**全体として平均的な状態、ガス交換が成立した直後の恒常状態を想定して考える。**つまり、**吸入する空気に含まれる O_2 から血液へ移動した分 O_2 が減った状態＝ガス交換が成立した状態の酸素分圧を P_AO_2 として考える。**

　さて、肺とはガス交換する臓器＝O_2 と CO_2 を交換する臓器である。O_2 と CO_2 は一定の比率で交換されており、一般的な生活状況では $O_2：CO_2＝1：0.8$ 程度の比率で交換されている。この式を変形すると、

$$交換された \, O_2＝交換された \, CO_2/0.8…②$$

と表される。したがって、交換された $CO_2＝$血液から肺胞に移動した CO_2 がわかれば、交換された $O_2＝$肺胞から血液へ移動した O_2 がわかるということになる。

　前述したとおり CO_2 は拡散しやすいので大気中には 0.04%

程度しか含まれず、吸入する空気の二酸化炭素分圧≒0 mmHg と考えてよいため、肺胞内の二酸化炭素分圧（P_ACO_2）はすべて血液中の二酸化炭素分圧（$PaCO_2$）に由来するものである。よって、

肺胞内の二酸化炭素分圧＝動脈血二酸化炭素分圧

となる。式②と合わせて、

交換された O_2＝P_ACO_2/0.8＝$PaCO_2$/0.8…③

と表される。$PaCO_2$は血液ガス分析により知ることができるため、その数値を代入すればよい。したがって、①・③から

P_AO_2＝吸入する空気の酸素分圧－ガス交換で移動した酸素分圧

$=$（760 mmHg－47 mmHg）×0.21－$PaCO_2$/0.8

$=$ 150－$PaCO_2$/0.8

という式が成り立つ。これを A-aDO_2＝P_AO_2－PaO_2の式に代入すると、

A-aDO_2＝P_AO_2－PaO_2＝150－$PaCO_2$/0.8－PaO_2

となり、動脈血液ガス分析の数値を代入することで A-aDO_2は算出される。基準値は A-aDO_2≦10 mmHg といわれている。

しかしながら、今までの文章を御覧頂いたとおり、この計算式はいくつもの仮定のうえに成り立っている。例えば、標高が高い地域では大気圧が変わり、体温が変われば水蒸気圧が変わり、O_2吸入をしていれば F_IO_2が変わり…というように A-aDO_2を正確に測定できない可能性が考えられる。そのため、測定時の条件を揃えるなどの工夫が必要である。

2. 動脈血液ガス分析

● MEMO　血液ガス分析などで使用される略語について

　バイタルサインや血液ガス分析では PaO_2 や SpO_2 などの略語がよく使用されます。

・1文字目は**圧力や飽和度、割合**といったものを表します。

　P：pressure 圧力

　S：saturation 飽和度

　F：fraction 割合

・2文字目は「**どの場所で測定しているか**」を示しています。

　I：inspiratory 吸入気

　A：alveolus 肺胞

　a：artery 動脈血

　v：vein 静脈血

　cv：central vein 中心静脈血

　p：percutaneous 経皮的 ➡ パルスオキシメーターで測定
　　　した際に使用（SpO_2）

・3文字目以降は**気体の種類**を表します。

　O_2：酸素

　CO_2：二酸化炭素

　N_2：窒素

7・機械の設定について

　動脈血液ガス分析で使用する機器では、あらかじめ患者の体温を予想して設定が行われる。昭和大学病院で採用している機器では、体温は 37.0℃を基準に設定されている。しかしながら、実際には発熱している患者、低体温症の患者の動脈血液ガス分

析を測定することもあるだろう。参考までに、どの程度誤差が
生じる可能性があるかを掲載する（表4）。このように測定誤差
が生じている可能性を考慮し、血液ガス分析を使いこなしてほ
しい。

表 4. alpha stat 法による血液ガス補正

項目	37℃未満における変動
pH	1℃につき測定値に 0.012 を加える
PaO_2	1℃につき測定値に 5 mmHg を減ずる
$PaCO_2$	1℃につき測定値に 2 mmHg を減ずる

8・一酸化炭素（CO）について

　CO は炭素化合物の不完全燃焼によって発生する、無味、無
色、無臭、無刺激の有毒ガスである。CO 中毒は中毒死の原因
として最も多く、火災や労働災害、自殺目的で生じる例などが
ある。CO の Hb に対する親和性は O_2 の約 200〜250 倍であり、
Hb と O_2 の結合を阻害し、血液の O_2 運搬が低下して組織の低
酸素化を生じる。さらに、CO と結合したカルボキシヘモグロ
ビン（一酸化炭素ヘモグロビン；COHb）を含む Hb 分子は O_2
を解離しにくくなるため、組織（特に O_2 需要の高い脳や心筋）
におけるさらなる低酸素化を引き起こす。

　COHb 濃度は、患者が CO に曝露されたかどうかを判断す
るための根拠となる。しかし、喫煙者の COHb 濃度は 5〜13%
を示すこともあり、また曝露された状況・時間や搬送中の O_2 投
与などの影響を受けるため、重症度との相関はみられないとさ
れている。

　症状としては大きく分類すると以下のように分けられるが

2. 動脈血液ガス分析

（**表** 5）、いずれも非特異的なものであるため、診断には病歴の聴取や現場の状況が重要である。

表 5. 一酸化炭素中毒の臨床症状

重症度	臨床症状
軽症	軽度の頭痛、嘔気・嘔吐、立ちくらみ、判断力の低下など
中等症	激しい頭痛、視覚障害、傾眠、脱力など
重症	昏睡、呼吸困難、不整脈、痙攣など⇒呼吸不全、心不全、死亡

● MEMO　CO 中毒におけるパルスオキシメーターのピットフォール

　動脈血酸素飽和度は SpO_2、SaO_2 のいずれかで表されることが多いです。パルスオキシメーターは SpO_2 を表示しており、非侵襲的に、かつリアルタイムで血液の酸素化を評価できる非常に有用な機器です。しかしながら、CO 中毒など特定の病態においては検査所見との解離を認める場合もあります。ここではパルスオキシメーターの原理とともに、注意すべきピットフォールについて記載します。

　SpO_2 は、**酸化 Hb/（酸化 Hb ＋還元 Hb）** と表記され、「Hb 全体の中で O_2 と結合したものがどの程度存在するか」を表しています。上記 2 種類の Hb は、異なった 2 種類の波長の光を当てると酸素化の状態により各波長の吸光度が変化します。この吸光度の組み合わせから血液の酸素飽和度を推定することができます。

　しかしながら、CO と結合した COHb は、パルスオキシメーターで使用される波長の光では、酸化 Hb と同程度の吸光度を示します。そのため、「Hb が O_2 と結合していない＝ O_2 運搬能が著明に低下した重篤な状態にもかかわらず、SpO_2 の低下を

認めない」といった事態が考えられ、注意が必要です。

　一方、SaO_2は血液ガス分析で測定された酸素飽和度であり、**酸化 Hb/(酸化 Hb＋還元 Hb＋Met-Hb＋COHb)** と表記され、異常 Hb が増加した状況では SpO_2 との間に解離を生じます（Met-Hb：メトヘモグロビン）。

　上記のような場合では血液ガス分析を併用し、異常 Hb も含めて正確に評価することが重要です。また、近年では異常 Hb 濃度を推定できるパルスオキシメーターも登場しており、自施設の設備を改めて見直してみましょう。

（樋口　遼）

3. 電解質

3 電解質

■はじめに

　電解質の異常は日常の臨床において頻繁に遭遇し、時として患者の生死を左右することもある。脱力やるいそう、痙攣などの患者の身体所見から、電解質異常の存在が疑われ採血検査が行われることもあるが、身体所見に明らかな異常を呈さない場合には電解質の異常は察知が困難になることがあり、採血検査をして初めて異常に気がつくこともある。電解質に異常があっても身体所見として現れるのは基準値をある程度逸脱してからであることや、電解質異常をきたすのは高齢者や意識障害患者に多いことも、電解質異常の発見を遅らせる要因となっている。電解質異常が発見された場合には補正を行うが、治療と経過の推移を見守る必要性があることから、電解質の測定はPOCT（point of care testing）のよい適応であると考えられる。

Ⅰ ナトリウム異常

> **ポイント**
> ❶ナトリウム（Na）の異常は、体液のバランスと密接な関係がある。
> ❷脳細胞への障害をきたさないように、Naの補正は緩徐に行う。
> ❸Na異常をきたす原因を検索することが大切である。

1・ナトリウムの異常と調節機構

体内の Na は大部分が細胞外液中に存在している。体内分布としては血漿 11.2%、骨に交換不可能なものとして 20.3%、交換可能なものが 13.8%、組織間液 29.3%、結合組織に 11.7%、細胞内に 2.4%が存在している。細胞外液においては血清 Na が主たる陽イオンであり、血清浸透圧は血清 Na 濃度に依存している。<u>血清浸透圧は 285～295 mOsm/kg・H_2O とごく狭い範囲に調節されている。</u>

生理的調節機構により血清浸透圧は調節されている。血清浸透圧が上昇すると渇中枢により水分摂取が促される。<u>下垂体後葉から抗利尿ホルモン(anti-diuretic hormone；ADH)が分泌され腎臓に作用し浸透圧を低下させる。</u>血清浸透圧が低下すると、ADH の分泌が抑制され、水分が排泄されて尿が希釈される。渇中枢により口渇感が減じ水分の摂取を制限しようとする。

尿の濃縮は腎髄質の浸透圧勾配の大きさと集合管の水透過性によって制御されている。ヘンレループでは下行脚と上行脚が向かい合う構造をしており、下行脚では浸透圧勾配による水の選択的吸収により尿濃縮が行われる。上行脚では浸透圧勾配と Na 能動輸送により尿が希釈される。集合管は浸透圧勾配により尿濃縮が行われると同時に ADH により水チャネルが開き血清浸透圧を低下させ、尿量を減少させるとともに尿浸透圧を上昇させる。この生理的調節による水分バランスが崩れたときに血清 Na 濃度の異常が発生する。

2・高ナトリウム血症

高 Na 血症とは血清 Na 値が 146 mEq/L 以上となる病態を

指す。血清 Na 値の上昇は浸透圧上昇をもたらすことは前述したが、血清浸透圧が上昇すると口渇感が生じ、飲水行動が起こる。ADH が分泌されることにより尿量が減少し、体内に水分が蓄えられる。この機序により血清 Na 濃度は一定範囲内に調節される。しかし、なんらかの理由により水分が摂取できない場合、この ADH を介した血清 Na 調節機構に破綻が生じ高 Na 血症に陥る。

a．症状

- 軽症では口渇感を感じる。
- 脱水がある場合にはツルゴールの低下や頻脈などを呈する。
- 重症では意識障害、痙攣などを生じる。

　軽症では口渇感を生じる。進行するに従い、**脱水がある場合には、皮膚の乾燥やツルゴールの低下、血圧低下、頻脈などを生じる。**さらに病態が悪化すれば、悪心、嘔吐、頭痛やいらつき、筋力低下などを生じ、**重症では意識障害、痙攣、麻痺、反射亢進、筋硬直をきたす。**横紋筋融解症から腎障害をきたすことがあるため注意を要する。

b．原因疾患と診断

- Na 過剰摂取を除外する。
- 水分欠乏の有無を確認する。
- 水分欠乏では腎性喪失と腎外性喪失を鑑別する。

　高 Na 血症の原因疾患を**表1**に示す。

　原因診断としては Na の過剰摂取の有無を確認する。次に水分喪失を考え尿浸透圧を確認する。水分欠乏がある場合には尿

表 1. 高 Na 血症の原因疾患

1．Na 過剰	医原性	過剰摂取 生理食塩液、重炭酸 Na の投与
	内分泌疾患	クッシング症候群 原発性アルドステロン症
2．水の欠乏	水分欠乏	意識障害 渇中枢の障害(脳出血、脳梗塞、 　脳腫瘍など) 本態性高 Na 血症
	水分排泄の増加	中枢性尿崩症 腎性尿崩症
3．水と Na の欠乏	浸透圧利尿	糖尿病性昏睡 薬剤性(利尿薬、マンニトール) 急性腎不全の利尿期
	腎外性喪失	発汗過剰、下痢、ドレーン排液

浸透圧が 600～800 mOsm/kg・H_2O 以下であれば腎性喪失を、600～800 mOsm/kg・H_2O 以上であれば腎外性喪失を疑う。尿崩症では低張尿の大量流出を確認する。

c．治療

- 水分欠乏がある場合には脱水の補正が優先される。
- 自由水の補正を 5%ブドウ糖液にて行う。
- 血清 Na 濃度の補正は緩徐に行う。

　水分欠乏がある場合、脱水補正が優先されるためには等張晶質液である生理食塩液や乳酸リンゲル液を投与する。低張液での補正は血管内に水分が保持されず細胞内に水分が吸収されてしまうため、神経細胞の浮腫や脱髄を生じる結果となる。循環血液量減少がない場合では、5%ブドウ糖液による自由水の補充を行う。必要な自由水の投与量(L)は、体重 kg×0.6×[(血

清 Na 濃度−140)/140]で推定する。細胞外液量が正常もしくは増加している場合では、Na 過剰と判断されるならばまずはその原因を取り除く。この場合、補正方法としては利尿薬を投与し、5%ブドウ糖液にて自由水の補給を行う。

血清 Na 濃度の補正は 48〜72 時間かけてゆっくり行う。1時間あたり 1 mEq/L の補正とし、適宜血清 Na 値を測定し調節する。最初の 24 時間は 10〜12 mEq/L 以下の補正にとどめる。

3・低ナトリウム血症

低 Na 血症とは血清 Na 濃度が 135 mEq/L 未満となる病態である。重症低 Na 血症に陥っている場合には脳浮腫のリスクが高いため早急な対応が求められる。治療においては目標血清 Na 値を段階的に設定しつつ、上昇速度が速過ぎないように制限することが大切であり、必要に応じて経時的に血清 Na 値を測定すべきである。

a．症状

- 軽症では悪心、嘔吐などを認める。
- 中枢神経症状としては、頭痛、倦怠感、嗜眠、見当識障害が生じる。
- 重症では昏睡、痙攣をきたす。

軽症においては悪心、嘔吐、食欲不振などをきたし、脱水になれば口渇や皮膚の乾燥、ツルゴールの低下、頻脈、血圧低下をきたす。中枢神経症状としては頭痛や倦怠感、嗜眠、脱力、見当識障害を生じる。重症になると昏睡、痙攣をきたす。体液過剰があれば胸水、腹水の貯留を認めることもある。

b．原因疾患と診断

- Na 欠乏では、Na 摂取不足や腎性、腎外性の Na 喪失を鑑別する。
- 水分、Na の過剰では腎不全、心不全、肝硬変を考える。
- 体内水分量の増加では水中毒や抗利尿ホルモン分泌異常症（SIADH）を疑う。

低 Na 血症をきたす疾患を**表 2** に示す。

高脂血症や高蛋白血症による偽性低 Na 血症と、高血糖やマンニトールなどの高浸透圧をきたす原因を除外する。尿浸透圧を測定し、100 mOsm/kg・H_2O 以下の低張尿であれば水中毒や低張輸液の過剰を考える。100 mOsm/kg・H_2O 以上であれば尿中 Na 濃度を測定し、30 mEq/L 以下であれば心不全や肝

表 2. 低 Na 血症の原因疾患

1．Na 欠乏	Na 摂取不足	飢餓 神経性食思不振症
	Na 喪失	尿細管障害 利尿薬 嘔吐・下痢 third space への移動（膵炎、腹膜炎、熱傷） 鉱質コルチコイド欠乏 CSWS
2．細胞外液量の増加 （水と Na の過剰）	浮腫を伴う疾患	肝硬変 うっ血性心不全 ネフローゼ症候群
	腎不全	急性腎不全 慢性腎不全
3．体内水分量の増加	水過剰	アジソン病 甲状腺機能低下症 水中毒 低張輸液の過剰 SIADH ビール多飲症（beer potomania）

硬変などを疑い、30 mEq/L 以上であれば利尿薬の使用、腎不全、脳性塩類喪失症候群（CSWS）などを考える。このとき細胞外液量の増加があれば SIADH、二次性副腎不全、甲状腺機能低下症などを検索する。

c．治療

- 低 Na 血症の補正は緩徐に行う。
- 目標とする血清 Na 値を段階的に設定する。
- 細胞外液が増加している場合には水制限を行う。

　痙攣や意識障害などの重症の低 Na 血症に対しては、3%の食塩液を点滴静注しながら経時的に Na 濃度を測定する。3%高張食塩液は生理食塩液 400 mL に 10% NaCl 120 mL を混合し作成する。Central pontine myelinolysis（橋中心髄鞘崩壊症）を防ぐために Na の補正の速度は 1 時間あたり 1 mEq/L 以下とする。血清 Na 濃度が 125〜130 mEq/L になれば、さら

● MEMO　採血検査で血清 Na 値が正常であれば、Na 異常をきたしていないといえるのでしょうか？

　例えば、衰弱している高齢者では、長期の栄養不足と脱水により水分と Na が両方とも不足していることがあります。この場合には見かけ上、血清 Na 値は正常値となることがあります。これに気づかずに補液を行ってしまうと、低 Na 血症に陥いることがあります。

　問診、理学的所見、検査値、画像所見などから細胞外液量を推測することが重要であり、体内 Na 量を考慮しつつ血清 Na 値を正確に評価することが大切です。

に緩徐に補正を進めていく。**血清 Na 値の上昇は 24 時間で 10 mEq/L まで**とする。軽症や中等症では急いで Na 濃度を上昇させる必要はなく、輸液、薬物など Na 濃度に影響する要因を排除し、原因検索を行ったうえで治療を行う。循環血液量の低下があれば生理食塩液を投与し細胞外液量を回復させる。水中毒や SIADH などで細胞外液が増加している場合には血清 Na 濃度のみを増加させる治療は行わず、水制限やフロセミドなどの利尿薬の投与を行う。

Ⅱ カリウム異常

ポイント

❶カリウム(K)の異常は摂取異常、細胞内と細胞外との移行、腎からの排泄障害が原因となる。

❷血清 K の急激な濃度上昇は心毒性を惹起することがある。

❸高 K 血症は致死的不整脈や心停止を生じる可能性があるため緊急性を要する。

1・カリウムの異常と調節機構

K は細胞内の主たる陽イオンである。体内の総 K 量は約 40~50 mEq/kg であるが、**細胞外に存在している K は総量のわずか 2% だけ**である。浸透圧や酸塩基平衡だけでなく、筋肉、心臓、神経などの細胞興奮にも関与している。成人の 1 日の K 摂取量は 40~120 mEq である。経口摂取された K のうち 90% が尿から排泄され、10% が便に排泄される。このように K は腎臓から主として排泄されるため過剰となることはなく、極端な

3. 電解質

摂取不良や下痢や利尿薬などの誘因がなければ血清 K 濃度は低下しない。**K は腎臓から 10 mEq 程度が毎日排泄され続けるため摂取量が低下した場合には不足する**ことがある。細胞内においては血管壁細胞で Na/K ポンプが作動し、血液中の K を能動的に血管壁細胞内に取り込み Na を細胞外に排泄する働きを有している。したがって血清 K 値に異常をきたす原因としては摂取過剰、排泄異常、細胞内外での K の交換異常に大別される。

2・高カリウム血症

高 K 血症とは、血清 K 値が 5.5 mEq/L 以上となった病態をいう。高 K 血症においては心毒性が懸念され、**血清 K 値 7.0 mEq/L 以上では心停止や致死的不整脈を生じる危険性があるため緊急な対応が必要となる。**血清 K 値が 7.0 mEq/L 以下であったとしても、急激な濃度上昇をきたした場合には心臓への影響が強く出ることがある。

a．症状
- 消化器症状としては腹痛、下痢などを生じる。
- 筋肉においては筋力低下、脱力などを生じる。
- 重症では心室細動を生じ致死的となる。

消化器症状として腹痛、下痢を生じる。細胞の興奮性を司るため筋肉においてはこわばり、脱力、深部腱反射の減退、顔面や舌などの刺激過敏を生じる。心電図変化では T 波の増強、QRS 幅の延長が認められるが、**心室細動を生じると致死的となる。**

53

b．原因疾患と診断

- 輸血やK製剤などの医原的原因を排除する。
- Kの細胞外への移動として代謝性アシドーシスやインスリン欠乏を除外する。
- 腎機能低下を精査する。

　高K血症をきたす疾患を**表3**に示す。

　溶血や白血球増多、血小板増多からの細胞崩壊や凝固による偽性高K血症を除外する。輸血、K製剤の投与などの医原的な原因を除外する。腎機能の低下による排泄能の低下を鑑別する。内分泌疾患としてはレニン、アルドステロンなどに異常がないかを精査する。細胞内Kの細胞外への移動として、代謝性アシドーシスやインスリン欠乏などを確認する。

表3．高K血症の原因疾患

1．Kの摂取過剰	K製剤投与 輸血
2．Kの排泄障害	急性腎不全 慢性腎不全 K保持性利尿薬 ACE阻害薬 消化管出血 副腎不全 低レニン性アルドステロン症
3．Kの細胞外移行	インスリン欠乏 アシドーシス 横紋筋融解症 家族性高K血性周期性四肢麻痺
4．偽性高K血症	検体の放置 溶血

c．治療

- 高K血症では生命に危機が及ぶ。

- 緊急処置ではグルコン酸カルシウムの静注や GI 療法などが行われる。
- 腎不全においては透析を考慮する。

　K が高値であることを認めたならば、K の投与を中止もしくは減量する。K 濃度が 6.0 mEq/L を超える場合には、生命の危険性がある。緊急処置としては**グルコン酸カルシウム（カルチコール®）10〜20 mL を静注し、膜電位を正常化する。**効果は数分で発現し、30 分程度持続する。血清 K を細胞内へ移動させるため、例えば 50％ブドウ糖液 40 mL にレギュラーインスリン（ヒューマン R®）4 単位を混合するように、**ブドウ糖 5 g に対してインスリンを 1 単位の割合で合わせて投与する（GI 療法）。**効果は 3〜6 時間程度持続する。代謝性アシドーシスがある場合には、重炭酸ナトリウム（メイロン®）50〜100 mL を 5〜10 分かけて投与する。**K の排泄促進としてフロセミドの静注を行う。**重篤な腎不全があり、K の排泄が期待できない場合や緊急時には透析を行う。陽イオン交換樹脂（ケイキサレート®）の経口投与は効果発現までに 1〜2 時間を要するため、緊急時には用いられない。補正においては低 K 血症に陥らないように、適宜 K 濃度を測定する必要がある。

3・低カリウム血症

　低 K 血症とは血清 K 値が 3.5 mEq/L 以下の病態をいう。低 K 血症の原因としては K 摂取不足、細胞外から細胞内への移動、K の排泄増加などが挙げられる。**血清 K 濃度の急激な上昇は心毒性を惹起する**ため、補正に際しては血清 K 値を適宜測定する必要がある。

a．症状

- 致死的不整脈を生じることがある。
- 筋力低下、脱力、知覚障害などをきたすことがある。
- 腸管蠕動運動低下からイレウスを生じることがある。

　身体所見においては悪心、嘔吐を呈し、筋力低下、脱力感、疲労感、知覚障害、麻痺などが認められる。進行すると呼吸筋麻痺を起こすことがある。腸管蠕動が抑止されイレウスを呈することがある。心電図変化においては T 波の平坦化や U 波などが認められる。**重症では致死的不整脈が生じることもある。**

b．原因疾患と診断

- 薬剤による医原性の原因を排除する。
- 下痢や嘔吐などの腎外性の K 喪失を鑑別する。
- 尿中 K 濃度を測定し K 排泄の増加を確認する。

　低 K 血症となる疾患を**表 4** に示す。

　血清 K 低値の場合には、利尿薬やインスリン投与などの医原性の原因がないことを確認する。甘草含有の漢方薬を服用することで偽性アルドステロン症が発症し、その症状として低 K 血症が出現する。K 摂取不足や尿中 K 濃度が 10 mEq/L 以下であれば、下痢や嘔吐などの腎外性の K 喪失を考える。尿中 K 濃度が 30 mEq/L 以上であれば尿からの K 排泄が増加していることが考えられる。尿細管性アシドーシス、バーター症候群、マグネシウム（Mg）欠乏、原発性アルドステロン症などを鑑別する。白血球増加症では、採血した検体を室温放置した場合に血漿中の K が白血球に取り込まれ偽性低 K 血症となることがあるため注意を要する。

3. 電解質

表 4. 低 K 血症の原因疾患

1. K の摂取不足	食事摂取不良
2. K の排泄増加	利尿薬 甘草 尿細管性アシドーシス 浸透圧利尿 バーター症候群 原発性アルドステロン症 Mg 欠乏 糖尿病性ケトアシドーシス 鉱質コルチコイド過剰 クッシング症候群
3. K の細胞内移行	インスリン過剰 β_2刺激薬 低 K 血性周期性四肢麻痺 アルカローシス グルコース負荷
4. 消化管からの K の喪失増加	下痢 嘔吐

c. 治療

- 薬剤による医原性の原因があれば使用を停止する。
- K の補正は 20 mEq/時以下の速度で行い、適宜モニタリングする。
- 低 Mg 血症においては Mg 製剤を投与する。

　利尿薬やインスリン投与などの医原性の原因を取り除く。血清 K 濃度の急激な上昇は心毒性をきたすため補正は緩徐に行う。K の補充は 20 mEq/時以下の速度で行う。緊急時には 40 mEq/時まで増量可能と考えられている。20 mEq の投与で血清 K 濃度が 0.25 mEq/L 上昇するとされる。低 Mg 血症においては K の補充だけでは血清 K 値が改善しないため Mg 製剤の投与が必要となる。K の補充に際しても、適宜採血にて血中 K 濃度を測定する必要がある。

Ⅲ カルシウム異常

> **ポイント**
> ❶高カルシウム（Ca）血症では意識障害や昏睡をきたす。
> ❷血清 Ca 濃度はアルブミン（Alb）量に依存するため注意が必要である。
> ❸高 Ca 血症の初期治療として、生理食塩液の大量投与が行われる。
> ❹低 Ca 血症の治療では、8.5%グルコン酸 Ca が使用される。

1・カルシウムの異常と調節機構

　Ca は成人では体内に約１kg 存在する物質であり、99%はヒドロキシアパタイトを形成し骨に存在している。細胞外に分布しているのはわずか 0.1%である。イオン型 Ca と蛋白結合型 Ca などの形で血中に存在する。結合型 Ca は reservoir として働き、**イオン型 Ca が生物学的活性を担っている**。イオン化 Ca は細胞膜の透過性を制御し、神経伝達物質を放出して、神経や筋肉の興奮を沈静化させる。

　血清 Ca の濃度調節機構としては、副甲状腺ホルモン（parathyroid hormon；PTH）と活性型ビタミン D などのホルモンが関係している。PTH は破骨細胞の形成と活性化により骨吸収を促進し血清 Ca 濃度を上昇させる。腎臓の尿細管に働き、Ca の再吸収を促進するとともに活性型ビタミン D の合成を促進する。活性型ビタミン D は Ca の腸管からの吸収や腎尿細管での再吸収を促進することで血清 Ca 濃度を高める。

基準値としては 8.6〜10.1 mg/dL であるが、6.0 mg/dL 以下になるとテタニーが出現し、15 mg/dL 以上になると高 Ca 血症性クリーゼをきたす。なお、一般的には総 Ca 値が血清 Ca 値として記載されているためアルブミン（Alb）などの血清蛋白の量的な異常により補正が必要である。補正式は「補正 Ca 値＝測定 Ca 値＋（4－Alb 値）」となる。

2・高カルシウム血症

高 Ca 血症とは血清 Ca 値が 10.5 mg/dL を超えた病態を指す。実際に症状として出現するのは血清 Ca 値が 12〜14 mg/dL を超えてからである。外来患者においては副甲状腺機能亢進症、入院患者では悪性腫瘍による高 Ca 血症の頻度が高い。血清 Ca 濃度が 14 mg/dL 以上となるのは悪性腫瘍によることが多い。

a．症状

- 軽症では多飲、脱力、筋力障害などを呈する。
- 消化器症状としては嘔吐、便秘、イレウスなどを呈する。
- 重症では意識レベルの低下をきたす。

軽症から中等症においては食欲不振、多飲、多尿、脱水、筋力低下、感覚障害を認める。消化器症状としては、嘔吐、便秘、イレウスなどを呈する。重症になると徐脈性不整脈、腎不全、筋麻痺、錯乱、昏睡などを生じる。

b．原因疾患と鑑別

- ビタミン D 製剤の投与による医原性の原因を除外する。
- intact PTH が高値の場合には原発性副甲状腺機能亢進

症が疑われる。

- 副甲状腺ホルモン関連蛋白（PTHrP）が高値のときには、悪性腫瘍を検索する。

高 Ca 血症をきたす疾患を**表 5** に示す。

原発性副甲状腺機能亢進症、悪性腫瘍などの疾患が大半を占めるが、<u>Ca 製剤やビタミン D 製剤などによる医原性の高 Ca 血症が増加してきている。</u>Intact PTH を測定し高ければ原発性副甲状腺機能亢進症が考えられる。Intact PTH が低い場合、副甲状腺ホルモン関連蛋白（parathyroid hormone-related protein；PTHrP）が高値であれば悪性腫瘍を、低ければビタミン D 中毒、慢性肉芽腫性疾患などを鑑別する。

表 5. 高 Ca 血症の原因疾患

1. 副甲状腺ホルモン高値	原発性副甲状腺機能亢進症
2. 悪性腫瘍	PTHrP 産生腫瘍 腫瘍の骨浸潤・骨転移
3. ビタミン D 過剰	ビタミン D 中毒 活性型ビタミン D 産生肉芽腫 サルコイドーシス
4. 内分泌疾患	アジソン病 甲状腺機能亢進症 褐色細胞腫
5. 薬剤性	サイアザイド ビタミン A 中毒 テオフィリン中毒 リチウム中毒

c. 治療

- 初期治療としては生理食塩液の大量投与を行う。

- カルシトニンは即効性はあるが、効果は 48 時間に限られる。
- 重度の高 Ca 血症では透析を考慮する。

　高 Ca 血症に対する初期治療としては**生理食塩液を大量に投与する。**心機能や腎機能に問題がない場合には、生理食塩液を 200～300 mL/時で開始し、尿量 100～150 mL/時を目指す。心不全や腎不全合併症例では大量投与は困難となることがある。十分な輸液を投与した場合や大量輸液にて心負荷や肺うっ血をきたすような場合には、生理食塩液の投与を中止し、ループ利尿薬を使用する。**カルシトニンは骨吸収を抑制することや尿中の Ca 排泄を促進することにより血清 Ca 値を低下させる。**カルシトニン（エルシトニン®）1 回 40 単位を 1 日 2 回筋注または 1～2 時間かけて点滴静注する。カルシトニンは作用の発現が早く、4～6 時間で血清 Ca 値を 1～2 mg/dL 低下させる。即効性があるが、タキフィラキシーのため効果は 48 時間に限られる。悪性腫瘍による高 Ca 血症に対してはビスホスホネートであるゾレドロン酸（ゾメタ®）が有効である。1 日 1 回 4 mg を生理食塩液もしくは 5%ブドウ糖液 100 mL に希釈し 15 分で投与する。ゾレドロン酸は急性腎不全を誘発する可能性があるため注意を要する。重度の高 Ca 血症では透析による Ca の除去を行う。

3・低カルシウム血症

　低 Ca 血症とは補正血清 Ca 値が 8.5 mg/dL 以下の病態をいう。血清 Alb の量的変化があるとイオン化 Ca 値が正常であっても総 Ca 値が基準値から逸脱することがある。低栄養や腎機能障害による低 Alb 血症においては、血清 Ca 値だけを見

ると低値と判断されてしまう。このため、前述した Alb 量で補正した Ca を算出し正しい評価がなされなくてはならない。

a．症状

- 慢性低 Ca 血症では濃度が 5 mg/dL 程度であっても無症状のことがある。
- 重症ではテタニーや全身痙攣が生じることがある。
- クヴォステク徴候やトルソー徴候などが特徴的である。

慢性的に低 Ca 血症が持続している場合には、血清 Ca 値が 5 mg/dL 程度であっても無症状のことがある。軽症では口周辺や四肢末端の知覚異常、四肢の攣縮などを呈する。重症ではテタニー、喉頭痙攣、全身性痙攣を生じることがあり、循環器系としては心拍出量減少、慢性心不全、低血圧が出現することがある。典型的な心電図変化では、QTc および ST 間隔の延長を認める。

外耳道の直前で顔面神経を軽く叩打すると誘発される顔面筋の不随意収縮である**クヴォステク徴候**や、上腕を血圧計のマンシェットで圧をかけ前腕を阻血にすると手指筋の緊張性痙攣が生じ、助産師手位がみられる**トルソー徴候**などが特徴的である。

b．原因疾患と診断

- 慢性腎不全やビタミン D 異常によって生じる。
- 血清リン（P）濃度や intact PTH が高い場合には副甲状腺機能低下を疑う。
- くる病や骨軟化症があればビタミン D の異常を考える。

低 Ca 血症の原因疾患を**表 6** に示す。

低 Ca 血症は慢性腎不全やビタミン D 欠乏によって生じる

3. 電解質

表 6. 低 Ca 血症の原因疾患

1. 副甲状腺ホルモン異常	副甲状腺ホルモン分泌低下	特発性副甲状腺機能低下症 続発性副甲状腺機能低下症 ディジョージ症候群 HDR 症候群 (バラカット症候群) ミトコンドリア遺伝子異常 低 Mg 血症 自己免疫性多腺性内分泌不全症 1 型
	副甲状腺ホルモン作用低下	偽性副甲状腺機能低下症 偽性特発性副甲状腺機能低下症
2. ビタミン D 異常	ビタミン D 欠乏	摂食不良 吸収不良症候群
	活性型ビタミン D 欠乏	ビタミン D 依存症 I 型 慢性腎不全
	ビタミン D 作用の低下	ビタミン D 依存症 II 型
4. 骨への Ca 蓄積		骨形成性骨転移 (前立腺癌、乳癌) 飢餓骨症候群
5. 腎からの Ca 喪失		腎尿細管障害 グルココルチコイド過剰症 特発性腎性高 Ca 尿症
6. 薬剤性		カルシトニン、ビスホスホネートなど
7. その他		急性膵炎

ことが多い。

　血清 P 濃度を測定し、3.5 mg/dL 以上では腎機能障害を考える。腎機能障害がなく、intact PTH が 30 pg/mL 以下であれば副甲状腺機能低下症を疑う。血清 P 値が 3.5 mg/dL 以下でくる病や骨軟化症があればビタミン D 欠乏を考える。低 Mg 血症も低 Ca 血症の原因となる。

c．治療

- 軽症例ではビタミン D 製剤と Ca 製剤を内服させる。
- Ca 濃度の補正には 8.5%グルコン酸 Ca を使用する。
- 低 Mg 血症があれば Mg 製剤を投与する。

　無症状や軽症例ではビタミン D 製剤と Ca 製剤を経口内服させる。血清 Ca 値を 7〜9 mg/dL に保つようにする。低 Ca 血症が持続する場合には、はじめに 8.5%グルコン酸 Ca（カルチコール®）15〜20 mL を生理食塩液あるいは 5%ブドウ糖液 100 mL に混合し、10 分以上かけて点滴静脈する。血清 Ca 値が 8.0〜9.0 mg/dL に維持できるように、8.5%グルコン酸 Ca 40〜80 mL を生理食塩液 500 mL や 5%ブドウ糖液 500 mL と混ぜ合わせ、4〜6 時間後ごとに血清 Ca 値を測定しながら調節する。なお、Ca 製剤の静脈投与により臓器虚血や徐脈、房室ブロック、心停止などを誘発する可能性があるため、原則として痙攣、不整脈、テタニー発作などが生じる重症例に対してのみ経静脈的投与を行う。補正においては血清 Ca 値をモニタリングしながら緩徐に行う。低 Mg 血症があれば Mg を補充する。

（早野大輔）

4 BUN・Cre

ポイント

❶尿素窒素（BUN）とクレアチニン（Cre）の病態生理を理解する。

❷BUN/Cre の比が示す、いろいろな病態を読み取る。

❸急性腎不全の原因の鑑別と重症度分類について理解する。

■はじめに

腎臓は血液中の老廃物や不要物を濾過して、余分な水分とともに尿として体外に排出する器官である。尿素窒素（BUN）やクレアチニン（Cre）は、エネルギーである蛋白質が分解されてできた老廃物であり、これらは腎臓から排泄される。血液中に含まれるこれらの値を測定することで腎機能以外にもさまざまな病態を評価できることができる。

まずは BUN と Cre の体内での動態生理と特徴を理解し、これらを測定することで、正確な病態の評価を行えるようにしたい。

1・尿素窒素（BUN）とは？

正常値＝8〜20 mg/dL

血液の血清除蛋白後に残る窒素を含む物質は非蛋白性窒素化合物（non-protein-nitrogen；NPN）と呼ばれる。NPN には尿酸・尿素・クレアチニン・クレアチン・アンモニアなどが含まれている。その中で尿素窒素（blood urea nitrogen；BUN）

は NPN の 50～60％を占めている窒素化合物である。

　BUN 値の評価を行うためには、体内における蛋白質の分解・排泄動態を理解する必要がある。

　尿素は、経口摂取や組織から吸収された蛋白の代謝産物として体内に蓄積する有害なアンモニア（NH_3）から肝臓の尿素サイクル（オルニチンサイクル：OC）の経路で合成される、有害な終末代謝産物であり、主に腎臓から排出される。血液中の BUN は、腎臓で 35～70％が再吸収され、残りが尿中に排出されている。

　BUN 値は、上記のように、合成や分解・排出が多臓器にわたるため、腎外性因子によっても強く左右されやすいという特徴がある。

　<u>血中の BUN 値は、例えば、肝臓での BUN 合成の低下や、腎臓での排泄機能の減少などのさまざまな影響により変化することとなるため、腎機能や全身の臓器の機能の指標にもなりうる。</u>

　BUN 値が変動する条件を**表 1**に示す。<u>一般的には脱水や消化管出血が有名であるが、決してそれだけではないことを理解してほしい。</u>

　BUN 値が増加する条件としては、蛋白の吸収が上がる場合（**表 1**上①、②、③）と、血中 BUN の排泄が低下する場合（同④、⑤、⑥）に分けて考えると理解しやすい。④の腎血流量の減少にあっては、重症腎不全や各種のショックなどが当てはまり、心臓などの循環器系の因子も影響することがわかる。

　そのほかとして、⑦などが挙げられる。

　また反対に BUN 値が低下する条件としては、蛋白の吸収が減少する場合（**表 1**下①、②、③）、尿素の合成が低下する場合

4. BUN・Cre

表 1. BUN が異常を認める場合

上昇	①組織蛋白の異化亢進 　外科的手術後、悪性腫瘍の存在、飢餓状態の持続 　高度熱傷、アジソン病のクリーゼ、膵臓壊死 　甲状腺機能亢進症、重症感染症 ②蛋白摂取の増加 　高蛋白食の摂取 ③赤血球や血漿蛋白の吸収の増加 　消化管出血（特に上部消化管出血）、腸閉塞 ④腎血流量の減少 　高度脱水、血圧低下、重症心不全、ショック状態による循環不全 ⑤腎障害 ⑥尿路の閉塞（腎後性腎不全を起こす疾患） 　尿路結石、尿管癌、前立腺肥大症 ⑦薬剤性の BUN の上昇 　スピロノラクトン（アルダクトン®） 　グリクラジド（グリミクロン®） 　ザルトプロフェン（ソレトン®） 　カルバマゼピン（テグレトール®） 　プロピベリン（バップフォー®） 　アンピロキシカム（フルカム®） 　カンデサルタン（ブロプレス®） 　プラバスタチン（メバロチン®） 　アトルバスタチン（リピトール®） 　シンバスタチン（リポバス®） 　ロキソプロフェン（ロキソニン®） 　プロブコール（ロレルコ®） 　リツキシマブ（リツキサン®）　など
低下	①妊娠 ②組織蛋白の異化減少 　蛋白同化作用を亢進させる成長ホルモンや蛋白同化ホルモン投与時 ③蛋白摂取量の減少 　低蛋白食の摂取、慢性的な飢餓状態 ④重症肝障害 ⑤尿細管での再吸収の低下 　尿崩症、多尿

（**表 1** 下④）、尿素の排泄が増加する場合（**表 1** 下⑤）などが挙げられる。

2・血清クレアチニン(Cre)とは？

> 正常値＝☆男性：0.7〜1.2 mg/dL
> 　　　　☆女性：0.6〜1.0 mg/dL

　体内に吸収された蛋白質の代謝から生じたアミノ酸は肝臓内で合成され、クレアチンとなる。そのクレアチンは筋細胞内に取り込まれて筋肉・エネルギー代謝に利用され、その最終代謝産物としてクレアチニン(creatinine；Cre)が生じる。

　Creとは筋肉内でクレアチンおよびクレアチンリン酸から合成される含窒素物質の終末代謝産物である。Creの生産は各個人でほぼ一定であり、筋肉量に比例するため、男女差などの個体差を生じる。

　Creは腎尿細管で再吸収されることなく、そのほとんどが尿から排泄される特徴をもつ物質である。**Creは腎外性因子の影響をほとんど受けないため、腎機能の指標としてはBUNよりも優れているとされる。**

　Creが変動する条件を**表2**に示す。

　Creの場合にもBUNと同様に体内での合成・排泄動態から考えると理解しやすい。

　Cre値が増加する場合は、Creの生産が増加する場合(**表2上③**)とCreの排泄が低下する場合(**表2上①**)に分けられる。

　①に関しては、それぞれ腎性因子(糸球体腎炎、間質性腎炎、尿細管壊死などの腎障害)、腎前性因子(脱水、心不全、浮腫による有効循環血漿量の減少)、腎後性因子(尿管閉塞、前立腺肥大症)に分けられる。

　また特殊な場合として(**表2上④**)、溶血した検体で検査を行

4. BUN・Cre

表 2. Cre が異常を認める場合

上昇	①腎血流の減少 　腎性因子＝糸球体腎炎、間質性腎炎、尿細管壊死などの腎障害 　腎前性因子＝脱水、心不全、浮腫による有効循環血漿量の減少 　腎後性因子＝尿管閉塞、前立腺肥大症 ②血液濃縮によるもの 　脱水、熱傷 ③筋肉量増加によるもの 　末端肥大症、巨人症 ④その他 　甲状腺機能低下症、検査による偽陽性（溶血採血）
低下	①筋肉量の低下によるもの 　筋肉量の低下、筋ジストロフィー、多発筋炎、筋萎縮性側索硬化症 ②肝臓の合成低下によるもの 　肝障害 ③排泄が増加するもの 　尿崩症 ④血液希釈によるもの 　過剰輸液 ⑤薬剤性＝分泌を阻害する薬剤 　シメチジン（タガメット®） 　トリメトプリム（TMP®：ST 合剤） 　スピロノラクトン（アルダクトン A®） 　プロベネシド（ベネシット®）　など

うと、赤血球には Cre を含む Jaffé 陽性物質が血清中濃度の約 10 倍も含まれているため、偽陽性を呈する場合があるため注意を要する。

　また甲状腺疾患の場合では　その機序が明確ではないが、筋肉の細胞膜の透過性を変化させるために、Cre の排泄量を増加させることにより、Cre 値が上昇することがある。

　逆に Cre 値が低下する場合は、**表 2** 下①～④などが挙げられる。

　また、分泌を抑制するシメチジン、トリメトプリム、スピロノラクトン、プロベネシドなどの薬剤でも Cre は低値を示すことがある。

3・BUN/Cre 比からわかること

• 脱水や消化管出血だけではない！！

正常値＝BUN/Cre 比：およそ10(8～15)

BUN は合成や分解・排泄が多臓器にわたるため、腎外性因子の影響を受けやすい特徴をもつので、BUN の上昇だけで腎機能の低下とは断定できない。逆に Cre は腎外性因子の影響をほとんど受けないという特徴がある。

BUN は糸球体濾過率(glomerular filtration rate；GFR)が30%前後に低下して初めて上昇するといわれるため、腎機能検査のスクリーニングとしては Cre と併せて測定し、BUN が高値の場合には BUN/Cre 比を計算することで腎外性因子の影響の程度を推定でき、診断や治療に役立つ(表 3)。

表 3. BUN/Cre 比からわかること

BUN/Cre 比が異常を認める場合 ➡ 腎外性因子が強く影響していると考えられる	
■BUN/Cre 比 >15 以上の 場合	①循環血液量の減少 下痢、嘔吐、過度の発汗、心不全、利尿薬、出血性ショックなど ②尿素窒素産生の亢進 消化管出血、高蛋白食、アミノ酸輸液 蛋白異化亢進(外科的侵襲、出血、熱傷、異型輸血、重症感染症、癌、甲状腺機能亢進症、高熱、副腎皮質ステロイド投与、テトラサイクリン系抗菌薬、消耗性疾患など)
■BUN/Cre 比 <7 の場合	妊娠(循環血液量増加) 多尿(尿崩症、マンニトール利尿など) 低蛋白食、重症肝不全など
BUN/Cre 比が正常の場合 ➡ 腎性因子が強く影響していると考えられる	

Cre の変動に比べ BUN の変動は大変大きいため、BUN/Cre 値の大きな上昇や低下をみたら、腎外性因子が関与していることが示唆される。

BUN/Cre 比の著しい増加は、脱水や消化管出血でみられることはあまりにも有名である。

脱水の場合には、腎血流量の低下が起こることで、尿細管の血流が低下を引き起こす。そのため、血中浸透圧を保つために尿細管での尿素の再吸収が促進される。また消化管出血では、腸管内に出た赤血球・血漿蛋白が腸内細菌により分解され、生じたアンモニアが尿素になるために BUN が著明に増加することが原因である。

また外科的侵襲、出血、熱傷、異型輸血、重症感染症、癌、甲状腺機能亢進症、高熱、副腎皮質ステロイド投与、テトラサイクリン系抗菌薬、消耗性疾患などの蛋白の異化亢進でも BUN/Cre は著しく解離する。

4・BUN/Cre の解離と消化管出血

日本消化器内視鏡学会の内視鏡ガイドラインでは、動脈性の消化管出血で点滴治療のみではショックから離脱しないような場合には、急速輸血を行いながら、全身モニタリング下に緊急内視鏡に踏み切る考え方が強くなっている。特に上部消化管出血においては内視鏡による迅速で確実な止血術を施行することが望ましいとされている。

前述の如く、上部消化管出血の場合には　BUN/Cre 比が著しく増加するケースが多いことが知られている。一般的には BUN/Cre 比が 30 を超えるケースが非常に多いという報告もある。特に食道からの出血の場合には、胃・十二指腸の場合よ

りも有意に高くなるケースが多いとされている。

　<u>出血量との関係では、BUN 40 mg/dL で Cre が正常であれ</u><u>ば 1,000 mL 以上の出血が考えられるといわれている。</u>

　しかし超急性期の消化管出血ではその時点では蛋白質の分解と吸収が行われていないので、BUN の上昇が認められないために、BUN/Cre 比の解離が起こらないこともしばしば認められる。

　BUN/Cre 比いかんでの消化管出血の有無は、感度は約 40%、特異度は約 95%程度だといわれている。<u>黒色便を認めて</u><u>おり、年齢が 50 歳以下で BUN/Cre≧30 である場合には</u><u>BUN/Cre 比を用いた消化管出血の判断は有用である。</u>

　しかし、胃癌（蛋白異化亢進）にて食思不振（脱水）がある患者の消化管出血など、BUN が高値となる状態が多数併存する場合もあるため、BUN/Cre 比だけではなく、バイタル（血圧や脈拍数）やヘモグロビン値・尿沈査・尿比重などの総合的観点からの判断が肝要であるのは言うまでもない。

5・Cre と急性腎障害の重症度分類

　急激に腎機能が低下した状態を急性腎障害（acute kidney injury；AKI）と呼ぶ。

　これまでは RIFLE 分類や AKIN 基準が使用されていたが、どちらか一方でのみ AKI と診断される症例があり、そのうえ、両者共に臨床予後が悪いという報告がなされたため、新しい分類として 2012 年に KDIGO 基準（分類）による AKI 診断基準が提唱されている。

　KDIGO 基準による AKI の定義は以下の 3 つのいずれかにより定義される。

①48時間以内に血清Cre値が0.3mg/dL以上上昇した場合、または、

②血清Cre値がそれ以前7日以内でわかっていたか、予想される基礎値の1.5倍の増加があった場合、または、

③尿量が6時間にわたって0.5mL/kg/時に減少した場合、である。

また、ステージはAKIN分類に類似して3つのステージに分類されている（**表4**）。

表4. KDIGO分類

ステージ	血清Cre	尿量
1	基礎値の1.5～1.9倍 or ≧0.3mg/dLの増加	<0.5mL/kg/時（6～12時間持続）
2	基礎値の2.0～2.9倍	<0.5mL/kg/時（12時間以上持続）
3	基礎値の3倍 or ≧4.0mg/dLの増加 or 腎代替療法開始 or 18歳未満の患者では、eGFR<35mL/分/1.73m²の低下	<0.3mL/kg/時（24時間以上持続） or 無尿（12時間以上持続）

Cre：クレアチニン、eGFR：推算糸球体濾過量
AKIは血清Cre値が≧0.3mg/dL上昇は48時間以内に、基礎Creより≧1.5倍の増加は7日以内に判断する。

基本的には診断と分類は血清Creと尿量のみを用いて行われるが、18歳以下の場合には筋肉量が少ないのでCre値が上昇しないことがあるために、eGFRを用いたステージングがされている。

一般臨床の現場においてAKI治療で重要なことは、早期の治療介入と腎機能悪化時における透析の必要性の有無の判断

（腎臓内科医へのコンサルテーションのタイミング）である。

わずかな腎機能の低下から生命予後や心血管病変などの合併症につながることを強く認識した、早期治療介入が必要である。

特に、①高K血症、②体液過剰、③意識障害や痙攣などの尿毒症症状、④内科治療ではコントロールできない代謝性アシドーシスの場合、には透析などの腎代替療法（renal replacement therapy；RRT）が必須であり、専門医と連絡をとって緊急透析が開始できる準備を行う必要がある（表5）。

表5. AKIに対する腎代替療法の絶対的適応基準

①急激な高カリウム血症
②内科治療抵抗性の体液過剰（溢水・肺水腫・心不全など）
③尿毒症症状（心膜炎・痙攣・意識障害など）
④内科治療抵抗性の代謝性アシドーシス

原因を探りながら、多臓器への影響を考慮しつつ、体液管理・血圧管理・呼吸管理・栄養管理を行い、診断と治療を進めることが重要である。

6 ・急性腎不全の鑑別診断指標

従来からAKIは障害部位を考慮して、腎前性・腎性・腎後性に分類されている。

腎後性腎不全は泌尿器科疾患（尿路結石や前立腺肥大など）の疾患の既往、突然の無尿などで疑い、超音波検査で診断は比較的容易であるが、腎前性と腎性の区別は超音波では困難である。

4. BUN・Cre

表 6. 腎前性と腎性腎不全の鑑別指標

検査項目	腎前性	腎性
尿浸透圧（mOsm/kg・H_2O）	＞500	＜350
尿 Na 濃度（mEq/L）	＜20	＞40
尿中/血漿中尿素窒素（BUN）比	＞8	＜8
BUN/Cre 比	＞20：1	＜10～15：1
尿/血漿浸透圧比	＞1.5	＜1.1
Na 排泄分画（FE_{Na}）[*1]（%）	＜1	＞2
腎不全指数（RFI）[*2]	＜1	＞2

*1：Na 排泄分画（FE_{Na}）（%）＝（尿 Na×血清 Cre/血清 Na×尿 Cre）×100
*2：RFI（renal failure index）＝尿 Na÷（尿 Cre/血清 Cre）

　よって**表 6** のような方法を用いて、腎前性・腎性の腎不全の鑑別を行う。

（田中俊生）

5 CRP・PCT・P-SEP

I CRP

> **ポイント**
> ❶CRP は炎症バイオマーカーである。
> ❷最も汎用性の高いバイオマーカーの１つである。
> ❸CRP の解釈はよく理解したうえで行う必要がある。

1・CRP とは

　CRP（C-reactive protein；C 反応性蛋白）は肺炎球菌性肺炎患者の血清中から発見された蛋白で、肺炎球菌の C 糖体と沈降反応を示すことからその名が付けられた。CRP の産生場所は主に肝臓で、炎症により産生されたインターロイキン 6（interleukin-6；IL-6）が肝細胞を刺激して CRP が産生される。そのほかに膵臓や T 細胞からも産生されるといわれている。

2・CRP の解釈

a．炎症バイオマーカー

　CRP は本邦において最も知られている検査項目といっても過言ではなく、あらゆる場面の血液生化学検査で測定されている。CRP の発症後応答時間は 6 時間程度で、ピークに達するには 48〜72 時間と時間を要する。半減期は 4〜6 時間程度である。CRP は炎症バイオマーカーであるため、手術や外傷などでも上昇する。

b．CRP の有用性

CRP は利便性が高く、病院に限らず、多くのクリニックでも測定できる。後述のような問題点はあるが、CRP 上昇が追加の検査や病院への紹介受診につながる場面もある。

また、低コストであることも重要である。現在は CRP 以外にも優れたバイオマーカーがある。しかし、感染症診療は経時的変化をみていくことが重要であり、バイオマーカーも単回測定ではなく繰り返し測定する。その観点からコストは非常に大事な点である。

c．CRP の問題点

感染症診療において CRP を測定すべきかどうかの議論がある。その理由は、①炎症バイオマーカーであるため感染症に特異的ではない、②発症後応答時間が 6 時間で、ピークに達するには 48〜72 時間かかる、③肝機能や薬剤(ステロイドなど)の影響を受ける、という特徴をもつため、感染症の診断には有用ではない。「CRP が 10 mg/dL だから敗血症である」や「CRP が 0.3 mg/dL 以下だから感染症は存在しない」などと論ずることはできない。CRP が上昇している場合は炎症が存在していることを示していることしかいえない。そのため、診断基準に含まれている疾患以外は測定しないという考えもある。

以前は CRP の値で感染症の診断や重症度を論じていたが、現在では CRP より有用なバイオマーカーに変わっている。感染症診療における CRP の立ち位置は経時的変化をみていく際の指標の 1 つとされている。しかし、その点においても、そのほかのバイオマーカーとの比較研究で CRP の有用性を示せていない。

本邦では CRP はほぼルーチンで測定されており、測定しないことに理由が必要とされることが多いのが現状である。CRP 測定の是非や解釈は、施設や診療科、主治医の考えによるところが多い。

Ⅱ PCT

ポイント

・<u>PCT（procalcitonin；プロカルシトニン）は CRP よりも有用性の高い細菌感染症のバイオマーカーである。</u>

・PCT は診断マーカーのみならず、経時的変化をみることで治療の指標としても期待されている。

・PCT は外傷などでは偽陽性となるため、注意が必要である。

1・PCT とは

　PCT は通常、カルシトニンの前駆体として甲状腺の C 細胞で産生され、通常、血中には分泌されない。しかし、細菌感染症では、腫瘍壊死因子 α（tumor necrosis factor-α；TNF-α）やインターロイキン 1β（interleukin-1β；IL-1β）などの炎症性サイトカインにより肺・肝臓・腎臓などの実質臓器から産生され血中に分泌される。

2・PCT の有用性

a．PCT 台頭の背景

　感染症診療は現病歴や身体所見など総合的に判断するものである。その中で、感染症におけるバイオマーカーとして、白血

球、CRPは昔から用いられている。しかし、SIRS(systemic inflammatory response syndrome；全身性炎症反応症候群)の基準にもあるように感染症において白血球は上昇も低下もするし、CRPは原因にかかわらず炎症が存在すれば上昇するため特異度が高くない。また、双方ともステロイドなどの薬剤に影響を受けてしまうことがあり、感染症のバイオマーカーとしては不完全な点が多い。

そのため、よりバイオマーカーとして有用性の高いPCTが注目され、2006年より保険適応となった。

b．CRPに比べて細菌感染症の特異度が高い（図1）

PCTも外傷・熱傷などの<u>非感染性疾患でも上昇することがあるため偽陽性に注意が必要であるが、CRPに比して細菌感染症の特異度は高い。</u>また、PCTはウイルス感染症では上昇しにくく、上昇しても軽度であるとされている。その理由は、ウ

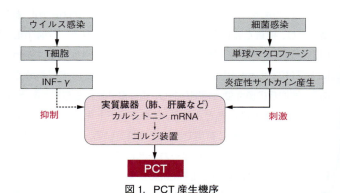

図1．PCT産生機序

(新井隆男, 行岡哲男, 松本哲哉：プロカルシトニン. Mod Media 52：384-388, 2006 による)

イルス感染で活性化された T 細胞によって産生されるインターフェロン γ(interferon-γ；INF-γ)がカルシトニン m-RNA を抑制して PCT の産生を抑制するからである。さらに、白血球などの血球成分からはほとんど産生されないため、ステロイドや抗がん剤などの影響を受けない。

c．発症後応答時間が早い

<u>PCT は感染症発症後、約 3 時間で血中濃度が上昇する。</u>IL-6 や TNF-α などの炎症性サイトカインよりは遅いが、CRP(約 6 時間)よりも早期に反応するため臨床においては有用である。また、<u>ピークに達する時間も CRP に比して 12～24 時間と早く、半減期は 20～24 時間と長い。</u>

3・臨床における PCT の有用性

a．細菌感染症の診断マーカー

PCT は細菌感染症のバイオマーカーであるため、感染症を疑ったら測定すべきである。PCT の正常値は 0.05 ng/mL 未満であり、検査では 0.5 ng/mL 以上が異常値となる。2 ng/mL 以上で敗血症を疑う。敗血症や敗血症性ショックなどでは著明に上昇(10 ng/mL 以上)する。0.5～2.0 ng/mL は境界領域である。敗血症の重症度と相関があり、重症度判定にも有用である。

PCT は、CRP はもとより IL-6 やエンドトキシンなどと比較しても敗血症診断に有用であるとされている。しかし、明確な cut-off 値がない、単独マーカーとして有用とはいえない、PCT は早期には必ずしも上昇しない、などのことから、低値であることが感染症を否定することにはならない。そのため、感染症を疑う際は再評価が必要である。

b．PCT 値の解釈（表 1）

　PCT 値で抗菌薬投与を開始するアルゴリズムの有用性を示す研究もあるが、現時点で PCT の明確な cut-off 値はなく、偽陽性・偽陰性もあることから PCT 値のみで感染症の診断を行うのは難しい。

　また、PCT 値を抗菌薬治療の開始・中止に用いる研究も報告されている。PCT 値を治療プロトコールに組み込む研究では死亡率に有意差はないものの、抗菌薬使用期間の短縮にはつながったとする報告が多い。臨床でも、治療介入による全身状態の改善に伴い PCT 値も改善する。しかし、前述のように cut-off 値が明確でない以上、偽陽性・偽陰性への対処が課題として挙げられ、治療開始基準としては単一マーカーでは有用ではないと考えられ、そのような報告もされている。そのため、PCT 値は感染症診断の 1 つのバイオマーカーであるとの理解のもと、単回検査での絶対値ではなく、経時的変化を捉えることが必要である。

表 1．細菌感染症における PCT の偽陽性・偽陰性

偽陽性	偽陰性
外傷 熱傷 手術 熱中症 化学性肺炎 真菌感染症 自己免疫性疾患 神経内分泌腫瘍 ARDS（acute respiratory distress syndrome） PCAS（post cardiac arrest syndrome） 遷延するショック	感染早期 局所感染 細菌性髄膜炎 亜急性心内膜炎 コアグラーゼ陰性ブドウ球菌菌血症

Ⅲ P-SEP

> **ポイント**
> ・P-SEP(presepsin；プレセプシン)は細菌感染症の診断マーカーとして有用である。
> ・外傷などの非感染性疾患でも上昇しにくい。
> ・敗血症の重症度や治療効果のマーカーとしても期待される。

1・P-SEP とは(図2)

P-SEP とは、可溶性 CD14 サブタイプ(solute CD14 subtype；sCD14-ST)のことである。その名の由来は、敗血症に移行する前から血中濃度が上昇する蛋白であるため、pre＋sepsis＋protein からの造語である。

CD14 とは、細菌によるリポ多糖(lipopolysaccharide；

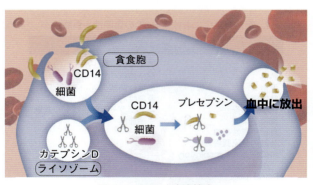

図2. P-SEP の産生機序
(提供：パスファースト)

LPS）を認識する受容体である。LPS は LPS 結合蛋白質（LPS-binding protein；LBP）と複合体を形成して CD14 に結合する。

CD14 には膜型 CD14（membrane CD14；mCD14）と可溶性 CD14（solute CD14；sCD14）がある。mCD14 は、単球や好中球の細胞膜上に存在し LPS-LBP 複合体の受容体として機能している。sCD14 は血清中に存在しており、内皮細胞などの mCD14 をもたない細胞における LPS 認識を担っている。sCD14 は 49 kDa と 55 kDa の 2 つの可溶分画があり、55 kDa の sCD14 が多臓器不全の際に上昇することが報告されている。P-SEP（sCD14-ST）は、分子量が 13 kDa であり前述のものとは異なる。産生機序は、細菌が貪食される際に細胞内に取り込まれた CD14 がアスパラギン酸プロテアーゼ（カテプシン D など）によって切断され P-SEP になると考えられている。P-SEP は LPS 存在下で上昇するのではなく、細菌存在下で上昇することがわかっている。

2・P-SEP の有用性（表2）

敗血症のバイオマーカーは、診断・重症度判定・治療効果判定に用いる。そのため、感度・特異度が高く、患者の状態に合わせて推移することが望ましい。P-SEP は、健常者、敗血症患者、非感染性 SIRS 患者で比べると有意に敗血症患者で高値を示す。そのため、**CRP、PCT、IL-6、TNF-α よりも感染症への特異性が高い。**また、**発症後応答時間も 2 時間以内**であり、CRP や PCT に比べて早い（IL-6・TNF-α などの炎症性サイトカインとも同等である）。そのため、P-SEP は診断マーカーとして、ほかのバイオマーカーに比べて優れている。敗血症診断

表2. P-SEP、PCT、CRP の対比

	PSEP	PCT	CRP
病態	細菌感染症	細菌感染症、外傷、熱傷など	炎症
産生部位	単球、好中球など	肺・肝臓・腎臓など	肝臓
産生刺激	細菌	TNF-α、IL-1β など	IL-6 など
応答時間	<2 時間	2〜3 時間	6 時間
ピーク	3 時間	12〜24 時間	48〜72 時間
半減期	0.5〜1 時間	20〜24 時間	4〜6 時間
保険点数	320 点	310 点	16 点

の cut-off 値は 500 pg/mL であり、1,000 pg/mL 以上では重症敗血症の可能性が示唆される。

　P-SEP は APACHE Ⅱ score（acute physiology and chronic health evaluation Ⅱ score）と有意に相関するため重症度を反映し、**半減期が 0.5〜1 時間程度**であることから治療効果も反映すると報告されている。CRP、PCT、IL-6 と比べて、APACHE Ⅱ score や SOFA score（sequential organ failure assessment score）を指標とした患者の病態推移によく相関しており、治療効果の判定に用いることができると考えられる。

　P-SEP は、敗血症において有用性の高いバイオマーカーではあるが、やはり単一のマーカーでは判断できず、1 つのパラメーターとして臨床所見などと併せて用いる必要がある。また、現状ではすべての施設で測定ができないなどの課題もある。

（井手亮太）

6 緊急凝固系検査

> **ポイント…POCT でやる意義**
>
> ❶ ワルファリン内服患者に対する PT-INR 測定は TTR を改善させる。
>
> ❷ 播種性血管内凝固症候群（DIC）は FDP、PT-INR で評価する。
>
> ❸ 肺血栓塞栓症、急性大動脈解離を疑ったら D-ダイマーを測定しよう。
>
> ❹ ヘパリンやメシル酸ナファモスタットによる抗凝固療法では ACT で評価する。

1・実際の測定手順

a．PT-INR

救急外来の現場における PT-INR（internal normalized ratio of prothrombin time）の POCT（point of care testing）の意義は、ワルファリン内服中の傷病者において出血リスクの評価を必要とするときや急性期脳梗塞に対する遺伝子組換え組織型プラスミノゲン・アクチベーター（rt-PA）の適応判断、敗血症や外傷や産科疾患などによる播種性血管内凝固症候群（disseminated intravascular coagulation；DIC）を評価するときである。一般外来や往診においてはワルファリンによる抗凝固療法時にその場ですぐに結果が出て評価ができるため有用である

・コアグチェック XS（**図 1-a**）…指先の穿刺から得られた全血

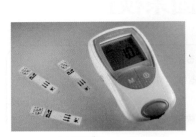 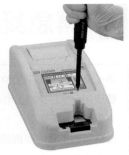

a：コアグチェック XS　　　　b：CG02N
（提供：積水メディカル）　　（提供：エイアンドティー）

図 1. PT-INR 測定機器

(10 μL 以上)を試験紙タイプの試薬で測定する。抗凝固薬入りの試験管に採血する必要なし。測定時間約 1 分。
・CG02N(**図 1-b**)…全血または血漿 25 μL。測定時間約 2 分。PT(prothrombin time；プロトロンビン時間)だけでなく APTT(activated partial thromboplastin time；活性化部分トロンボプラスチン時間)、fibrinogen(フィブリノゲン)、ヘパプラスチンテストも測定可能。

b．FDP・D-ダイマー

FDP (fibrin/fibrinogen degradation products)や D-ダイマーの増加は、生体内で血栓が形成され線溶が働いたことを証明するものであり、**悪性腫瘍、産科疾患、血管病変、DIC、深部静脈血栓症(deep vein thrombosis；DVT)、肺血栓塞栓症(pulmonary thromboembolism；PTE)などの診断において有用**である。
・ラピッドチップ®D ダイマー(**図 2**)…血漿もしくは全血 120

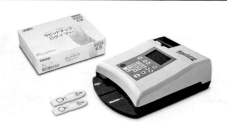

図2. D-ダイマー測定機器
装置：ラピッドピア®、試薬：ラピッドチップ®D ダイマー
(提供：積水メディカル)

µL(クエン酸、ヘパリン添加)。2〜10℃で保存し血漿は 24 時間以内、全血は 6 時間以内に測定。測定時間 10 分。

c．ACT

ACT(activated clotting time)の POCT での測定意義は、血液浄化療法や心臓周術期などの体外循環使用時に使用する抗凝固療法(ヘパリンや**メシル酸ナファモスタット**)の効果判定である。測定原理は全血を凝固促進剤(セライト®など)と混合させて凝固するまでの時間を測る。

- ヘモクロン シグニチャーエリート™：50 µg の全血で測定(**図 3-a**)
- ACT plus®…0.4 mL の全血で測定(**図 3-b**)
- アクタライク MINI II™…2 mL の全血で測定(**図 3-c**)
- i-STAT™…カートリッジ型の測定器。2〜3 滴の全血をカートリッジに滴下し測定する。数分で結果が出る。ACT だけでなく心筋マーカーや乳酸値などさまざまな検査が専用カートリッジで行える(**図 3-d**)。

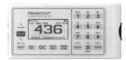
a：ヘモクロン シグニ
チャーエリート™
(提供：アクリバダイアグ
ノスティクス)

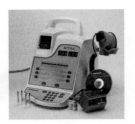
b：ACT plus®
(提供：日本メドトロニック)

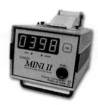
c：アクタライク
MINI Ⅱ™
(提供：トライテック)

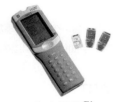
d：i-STAT™
(提供：アボット ジャパン)

図3. ACT 測定機器

2・検査結果で何を考えるか

a．PT-INR

1) ワルファリンの調節

　非弁膜症性心房細動(non valbular AF；NVAF)のワルファリンによる血栓塞栓症への効果を検討した欧米の研究によると、ワルファリンを投与していない場合の血栓塞栓症の発症率は年平均 4.5％であったのに対して、ワルファリンを投与した場合には年平均 1.4％と約 70％が予防できるとされている。ワ

ルファリンを投与すると皮下出血の頻度は多くみられるが、脳出血や入院、輸血、手術を要するような大出血の頻度には差はみられなかった。日本循環器学会のガイドラインによるワルファリン投与における PT-INR の目標値は、**NVAF の 70 歳未満では 2.0～3.0、70 歳以上では 1.6～2.6 を目標としている。なお、僧房弁狭窄症や人工弁置換後などの心房細動に対しては PT-INR の目標値は年齢に関係なく 2.0～3.0 が推奨されている。さらに、PTE や DVT に対する PT-INR の目標値は 1.5～2.5 である。**

　日本では、抜歯前にワルファリンの休薬をする医師が少なくない。欧米の研究では PT-INR 2.0～4.0 であれば、重篤な出血性合併症を伴わずに抜歯できることが示されている。内視鏡施行時は、内視鏡的粘膜切除術などを行う場合にはワルファリンや抗血小板薬を 2 週間休薬することが望ましいとされている。

2）DIC

　FDP の項で後述する。

b．FDP、D-ダイマー

1）DIC

　播種性血管内凝固症候群（DIC）とは、基礎疾患の存在下に全身性かつ持続性の著しい凝固活性をきたし、全身の細小血管内に微小血栓が多発する重篤な病態である。凝固活性化と同時進行的に線溶活性化がみられ、その程度は基礎疾患により差異がみられる。凝固の活性化により臓器障害が起こり、線溶系の賦活で出血傾向となる。敗血症や危機的産科疾患、そのほかの DIC をきたしうる病態を認識した場合、FDP や PT-INR で凝固能を測定し DIC のスコアリングを行う。救急外来で遭遇し

やすい DIC を引き起こす病態である敗血症や外傷などの急性
期に最も有用と考えられているスコアリングは急性期 DIC ス
コアである（**表 1**）。

表 1. 急性期 DIC 診断基準（日本救急医学会）

スコア	SIRS	血小板(10⁴/μL)	PT 比	FDP(μg/mL)
0	0〜2	≧12	<1.2	<10
1	≧3	12> または 24 時間以内に 30%以上の減小	≧1.2	10≦ <25
3	―	8> または 24 時間以内に 50%以上の減小	―	≧25

DIC 4 点以上
注意　1）血小板数減少はスコア算定の前後いずれの 24 時間以内
　　　　でも可能。
　　　2）PT 比（検体 PT 秒/正常対照値）ISI＝1.0 の場合は INR
　　　　に等しい。各施設において PT 比 1.2 に相当する秒数の
　　　　延長または活性値の低下を使用してもよい。
　　　3）FDP 代替として D-ダイマーを使用してよい。各施設の
　　　　測定キットの換算表を使用する。
［解説］SIRS 項目：①体温（38℃以上もしくは 36℃以下）、②呼吸数
（20 回以上）もしくは PaCO₂が 32 以下、③脈拍数（90 回/分
以上）、④白血球数（12,000 μL 以上または 4,000 μL 以下あ
るいは未熟顆粒球 10%以上）。これらの 4 つのうちいくつを
満たしているか。

2）肺塞栓症

　肺塞栓を疑った場合に D-ダイマーの値 0.5 をカットオフと
すると、感度 95%、特異度 44%との報告がある[1]。一方、特異
度は十分ではないので、D-ダイマー陽性だから肺塞栓である
とは言い切れない。肺塞栓を考えるうえで有名な modified
Well's Criteria（14. D-ダイマー/FDP、175 頁**表 8** 参照）では、
身体所見や病歴と D-ダイマーを組み合わせて考えることで肺
塞栓を高確率で否定することができる。

3）急性大動脈解離

　発症 24 時間以内の大動脈解離を疑った場合に D−ダイマーの値 0.5 をカットオフとすると、感度 96.6%（特異度 46.6%）という報告がある[2]。つまり<u>突然発症などの背部痛で大動脈解離を疑い D−ダイマーを POCT で測定した結果、0.5 未満であればかなり否定的といえる。</u>つまり除外に有用といえる。ただし特異度は高くないので、D−ダイマー陽性だからといって断定はできない。

■ TOPICS

‖ FDP と D−ダイマーの違い ‖

　FDP と D−ダイマーは共に線溶系マーカーとして知られています。凝固因子であるフィブリンやフィブリノゲン（フィブリンの原料のようなもの）がプラスミンの作用で溶解された際にフィブリンは D−ダイマーと FDP に、フィブリノゲンは FDP に分解されます。通常の線溶ではフィブリンの方がプラスミンの影響を受けやすいため、FDP の大部分はフィブリンの分解産物です。よって FDP と D−ダイマーはほぼ同じ比率で同じような動きになります。しかし、線溶系が異常な亢進をした場合［急性前骨髄球性白血病（APL）や腹部大動脈瘤、転移性前立腺癌などの線溶亢進型 DIC］では FDP/D−ダイマー比が上昇してきます。

---

c．ACT

　ACT の基準値は 90〜120 秒程度であり、透析時は 150〜200秒、人工心肺使用時は 400 秒以上を目指して抗凝固薬の調節を

行う。ACTは凝固のしやすさを表す指標であり、血液希釈・心筋保護液・低体温・高度の血小板減少などでも延長することに注意が必要である。

3・次の一手

a．ワルファリンの調節

一般的にワルファリンによる抗凝固はPT-INRが1.5未満では効果がなく、3以上で重篤な出血のリスクが高まるとされている。過延長を確認したらまず出血の有無を確認し、ビタミンKや新鮮凍結血漿（FFP）の投与を検討する（図2）。さらに過延長した原因（他剤との相互作用、食生活の変化、飲酒、肝疾患、癌、下痢、心不全増悪、発熱、閉塞性黄疸など）の検索を行う。ワルファリンは相互作用を示す薬剤が非常に多く、凝固の過延長や短縮がみられた際は、定期処方薬だけでなく最近の薬剤追

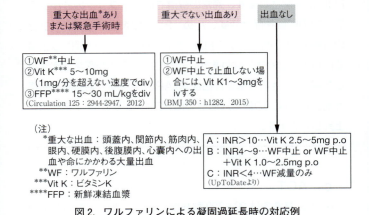

図2．ワルファリンによる凝固過延長時の対応例
3つの文献から改変したワルファリンによる凝固過延長時の対応例を示す。

6. 緊急凝固系検査

加歴まで確認する必要がある。

b．DIC

DIC をスコアリングすることは、敗血症や急性期の DIC 患者に早期診断を行い定量化できる点で有用とされている。しかし、DIC に対しての早期治療開始が予後を改善するかどうかは今も研究の段階である。むしろ基礎疾患のない DIC は存在しないため、基礎疾患の検索とそれに対する加療が急がれるべきである。DIC と診断した後は凝固線溶系検査(PT、APTT、fibrinogen)、消費性血小板減少、出血傾向による貧血に着目して血液製剤の補充が必要かどうかを検討する。

c．急性大動脈解離

D-ダイマーの感度を考えると否定するのに非常に有用な検査であるが、突然発症の経験したことのない胸背部痛など、急性大動脈解離を強く疑う状況である場合、つまり事前確率が高い場合は D-ダイマー検査を行いつつ造影 CT を行うことは許容される。それはわずかながらも見逃したくない疾患であること、血栓閉塞型の急性大動脈解離では D-ダイマーは上昇しにくいことが理由として挙げられる。

d．肺血栓塞栓症

前出の modified Well's Criteria(175 頁参照)で示されるとおり、病歴や身体所見で肺血栓塞栓症が疑わしい場合は深部静脈血栓の検索も含めた肺動脈造影 CT を行うべきである。D-ダイマー陰性のみで肺血栓塞栓症を否定できるものではない点は急性大動脈解離と同様である。

4・POCT 後、次のチェックはいつ行うか

a．ワルファリンの調節に対する PT-INR

ワルファリンは服用から効果発現までに 12〜24 時間かかり、さらに PT が安定するには 3〜4 日は必要である。よって次回測定は導入から 5〜7 日程度で再評価することが一般的であろう。その後は目標値に達するまで 1〜2 週間程度で測定を行い、安定した後のフォローに関しては 1〜3ヵ月ごとに行う。

ワルファリンの調節に POCT による PT-INR を測定することは <u>TTR(time in therapeutic range)の延長を促し、より安全で確実な抗凝固療法を望むことができる。</u>

b．抗凝固療法時の ACT

ヘパリンやメシル酸ナファモスタットの静脈内投与開始後 5〜10 分程度で初回測定、さらに人工心肺の場合は 30 分〜1 時間ごと、持続血液濾過透析の場合は 6 時間ごとの測定を行いモニタリングすることが多い。

（関井　肇）

●文献

1) Stein PD, et al：D-dimer for the exclusion of acute venous thrombosis and pulmonary embolism；a systematic review. Ann Intern Med 140：589-602, 2004.

2) Suzuki T, et al：Diagnosis of acute aortic dissection by D-dimer；the International Registry of Acute Aortic Dissection Substudy on Biomarkers(IRAD-Bio) experience. Circulation 119：2702-2707, 2009.

7. SpO₂

7 SpO₂

ポイント

❶SpO₂の測定原理を理解し、異常ヘモグロビン、色素、末梢低循環などのピットフォールに注意する。

❷呼吸の1指標としての SpO₂は常に酸素解離曲線を意識して、経時的な推移に注意する。

❸SpO₂の波形から算出される脈波動指標は、輸液反応性の評価に有効な動的指標となりうる。

■はじめに

SpO₂(経皮的酸素飽和度)は『第5のバイタルサイン』として重要視され、それを計測してくれるパルスオキシメーターは病棟・救急外来のみならず、在宅、災害現場、病院前診療の現場など病院外のフィールドにおいても広く使用されている。救急搬送された患者は SpO₂モニタリングをされながら搬送されるが故に、救急外来の診察中も漠然とパルスオキシメーターを装着したままかも知れない。SpO₂モニタリングの有効性を最大限に発揮するために、本章では SpO₂の基本に触れつつ、陥りやすいピットフォールや ER で実際に活用する場面に至るまでを解説していく。

用語の解説

・**動脈血酸素含有量(CaO₂)=(1.34×Hb×SaO₂/100)+(0.0031×PaO₂)**

血中には、ヘモグロビン(Hb)に結合し運搬される酸素(O₂)と血中に溶存する O₂の2種類があり、前者の方が O₂

含有量を占める割合が大きい。このうち前者の Hb に結合する O_2に関して、『全 Hb のうち O_2が結合している Hb の割合』を SaO_2(動脈血酸素飽和度)と呼ぶ。これをパルスオキシメーター(pulse oximeter)で測定したものを SpO_2と呼ぶ。

・SpO_2は酸素化ヘモグロビン(oxy-Hb)と還元ヘモグロビン(deoxy-Hb)とで以下のとおりに算出される。

$$SpO_2(\%) = oxy\text{-}Hb/(oxy\text{-}Hb + deoxy\text{-}Hb) \times 100$$

・$SaO_2(\%)$は実際に動脈血液ガスより測定される動脈血酸素飽和度であり、

$$SaO_2(\%) = oxy\text{-}Hb/(oxy\text{-}Hb + deoxy\text{-}Hb + Met\text{-}Hb + CO\text{-}Hb) \times 100$$

で表される。そのため 2 波長パルスオキシメーターでは、メトヘモグロビン(Met-Hb)や一酸化炭素ヘモグロビン(CO-Hb)など異常ヘモグロビンの増加によって SaO_2と SpO_2で解離が生じる。

・パルスオキシメーターは SpO_2と脈拍数をリアルタイムに、かつ非侵襲的に、連続測定が可能な機器である。

1・測定原理

O_2を多く含んだ動脈血は『鮮赤色』、O_2が減った静脈血は『暗赤色』である。これは、Hb 内部のヘム蛋白に O_2が結合した酸素化ヘモグロビン(oxy-Hb)と結合していない還元ヘモグロビン(deoxy-Hb)とで、光の吸光特性が異なることに基づく。赤色光と赤外光では、oxy-Hb と deoxy-Hb とで吸光係数が逆転することから、この 2 種類の波長の光を血液に当て血液中の

酸素飽和度を推定する。次に拍動している動脈成分と固定している静脈成分のうち、前者のみを取り出し動脈血酸素飽和度（SaO_2）を求める。このように2種類の波長を用いる場合、2波長型パルスオキシメーターと呼ぶ。

2・測定方法

装着部（指先、前額部、耳介部など）にあるセンサーの発光部より赤色光と赤外光を放ち、組織を挟んで反対側にある受光部で透過光を検知し、SpO_2と脈拍数を測定している（**図1**）。ここで**発光部 – 受光部が組織を挟んでしっかり正対していることが大事**であり、外からの光（蛍光灯、太陽光など）も遮断すべきである。測定部位としては手足の指先が一般的である。しかし**前額部や耳介部の動脈は末梢血管収縮作用の影響を受けにくく、循環不全の患者では手指末梢での測定よりも脈拍検知しやすい**ことも覚えておいてほしい。

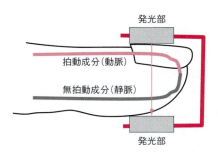

図1. パルスオキシメーターセンサー部の模式図
発光部-受光部を正対させ、かつ遮光を徹底する。

3・モニターの基本

　カプノメーターのモニターには一般的に、酸素飽和度、脈派の波形、脈拍数が表示される。一般的に成人では SpO_2 の正常値は 95〜98%。正常値では高音の信号音を発するが、数値が低下するとともに低音に変わり、聴覚的にも異常を察知しやすくしている。

■ TOPICS

‖ SpO_2 測定時に陥りやすい代表的なピットフォール ‖

①異常ヘモグロビンに注意！

　一酸化炭素ヘモグロビン、メトヘモグロビンが代表的であり、【用語の解説】でも触れたとおり従来の 2 波長の測定では異常ヘモグロビンは検知できず、実測値よりも SpO_2 は高く表示されます。

　一酸化炭素（CO）中毒は火災現場から救出された傷病者で一般的であり、消防・救急隊員は SpCO 測定器を用いて家庭で発生した CO を早期に検出し二次災害を防いでいます。最近では SpCO も測定できる多波長パルスオキシメーターも普及しており、CO 中毒が疑わしい場合は高濃度酸素投与を開始しつつ測定を急ぐべきです。

　メトヘモグロビン血症は亜硝酸薬やリドカインなど薬剤性に発症することが多く、本症では SaO_2 の実測値にかかわらず、SpO_2 は 85% 付近に近づくという報告もあります。振動でも測定原理から 85% 付近に近づくことより、SpO_2 波形チェックも行うべきです。

②色素の影響に注意！

　患者がメチレンブルーなどの色素を使用していた場合、**実測値よりも SpO$_2$は低く表示**されます。

　マニキュアは透明なものでも赤外光を吸収することが多く、**実測値よりも SpO$_2$は高く表示**される可能性があります。**黒色系やネイルアート**では測定不能となる可能性もあります。

③拍動がないと測定できない！

　測定原理より拍動がない**補助循環（VA-ECMO、PCPS）**に依存状態（自己心拍が弱い）の患者では、動脈血の酸素化がよくても **SpO$_2$は測定不能**となる可能性が高くなります。

　自己心の拍動があっても、**低体温・血管収縮薬を高容量使用下・敗血症の cold shock・出血や脱水に伴う hypovolemic shock** など末梢血管収縮が顕著な患者では拍動検知が困難となり、**SpO$_2$は測定不能**となる可能性が高いのです。

④無呼吸の発見が遅れる！

　患者が無呼吸に陥っても、実際 SpO$_2$が低下するまで数秒〜数分の時間的な猶予が存在します。無呼吸を察知する迅速性では ETCO$_2$（呼気終末二酸化炭素分圧）に劣ります。患者の呼吸モニタリングに関して酸素化は SpO$_2$、換気は ETCO$_2$で評価するとともに、呼吸そのものは実際の身体所見と ETCO$_2$で確認する必要があるでしょう。SpO$_2$の信号音だけを頼りに患者に背を向け電子カルテを打っていると…いつのまにか呼吸停止！なんてことにならぬよう注意すべきです。

4・ERでの実際の使用方法

a. 呼吸の評価

SpO₂値の低下はいつ頃から危険を感じ取るべきか。『90〜93%以下でDrコール』という病棟指示が多い現実から「そのあたりか？」という憶測のとおりで、実際に酸素解離曲線をみるとその理由がわかる（図2）。①➡②にPaO₂が変化したときに比べ、②➡③に変化したときの方がSpO₂の低下が急速なのがわかる。動脈血酸素含有量（CaO₂）＝（1.34×Hb×SaO₂/100）＋（0.0031×PaO₂）の式からもわかるとおり、SaO₂の急速な低下はCaO₂の急速な低下に直結し、これは組織低酸素状態という危機的な状況をもたらす。また一般的に、低酸素症による呼吸中枢の賦活化もPaO₂ 40〜50 mmHgといわれ、低酸素症の悪化の徴候を頻呼吸の発現まで待っていては遅過ぎる。<u>SpO₂の急速な低下が起こる90〜93%を前に、酸素投与量を増量し次</u>

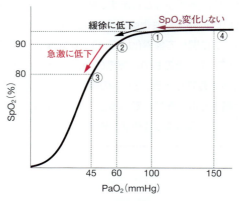

図2. 酸素解離曲線

なる悪化に対して未然に対応を練る必要があるだろう。

　一方で、④➡①のPaO₂の変化を見てみると、SpO₂ 100％で変わらないもののPaO₂は150➡100まで低下している。つまり**無用な高濃度酸素投与をしていると呼吸状態の悪化の早期認知が遅れる危険がある**ため注意すべきである。

　SpO₂は呼吸評価の1指標であるが、それのみで判断することは危険である。呼吸数、呼吸様式、現在の酸素投与量、また、時間経過に伴うSpO₂の変化（**図2**の酸素解離曲線を念頭に）を含めて、総合的に評価しなければならない。

b．循環血漿量減少の評価

　パルスオキシメーターではSpO₂に基づく呼吸評価だけでなく、近年では局所での拍動性信号と非拍動性信号の比率から循環評価の指標が算出されるまでになった。その拍動性信号と非拍動性信号の比率を**灌流指標（perfusion index；PI）**と呼び、測定部位での血流量を反映する（**図3**）。PIは0〜20％の範囲で変動し、大きいほど拍動成分が大きいことを示す。例えば**出血に伴う循環血漿量減少性ショックの病態では、血管内volumeの減少と交感神経亢進に伴う血管収縮によりPIは低下する。**

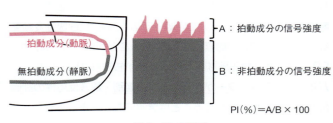

図3．PIの原理

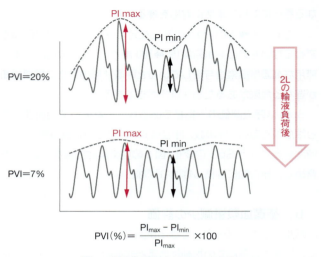

$$PVI(\%) = \frac{PI_{max} - PI_{min}}{PI_{max}} \times 100$$

図4. 輸液負荷による PVI の変化

また PI の呼吸性変動を表す**脈波変動指標**(pleth variability index；PVI)は、**輸液反応性の評価に有効な動的指標**として注目されている(**図4**)。脈波の呼吸性変動が hypovolemic な状況では大きくなり、脈波の基線の揺れが激しくなるのを視覚的にも確認できる。この揺れの程度を数値化したのが PVI であり、14%以下が正常値で、それ以上で輸液反応性がある、と判断される。限界として、人工呼吸下である必要性(呼吸性変動をなくす)、交感神経の影響、洞調律であることが求められるため、ER ではなかなか正確な評価が難しいかも知れない。しかし、**パルスオキシメーターが、ショックの鑑別・輸液反応性の評価において1指標となりうることは念頭におくべき**である。

(萩原祥弘)

8 ETCO$_2$

ポイント

❶ ETCO$_2$モニタリングにより、気管挿管の位置確認、心肺蘇生時の胸骨圧迫の有効性やROSC（自己心拍再開）の指標、閉塞性肺疾患の気道狭窄の評価がわかる。

■はじめに

吸気中の PCO$_2$（二酸化炭素分圧）は 0 であり、呼気中は通常 35 mmHg 程度有する。このギャップを利用して、ETCO$_2$モニタリング（カプノグラム）ではひと呼吸ごとの換気を連続的にモニタリングすることができる。また、そもそも呼気中の二酸化炭素（CO$_2$）は末梢組織における内呼吸の結果生じた老廃物であり、末梢組織から肺までは体循環を経て集められる。この外呼吸・内呼吸の観点からも、ETCO$_2$モニタリングを行うことで気道、呼吸、循環といった救急領域では必須の観察項目であるABC 評価を行うことができる。

用語の解説

カプノメーターは呼吸回路に組み込むことで非侵襲的かつ持続的に呼吸中の PCO$_2$（二酸化炭素分圧）を測定できるモニターである。この PCO$_2$の推移を経時的に記録した波形をカプノグラムと呼ぶ。またカプノグラム上での呼気終末の値を PETCO$_2$（呼気終末二酸化炭素分圧）と呼び、この値は PaCO$_2$（動脈血二酸化炭素分圧）と高い相関性を示す。本章ではこの PETCO$_2$およびカプノグラムの解説を行う。

1・測定原理

　CO$_2$分子が 4.3 μm の波長の赤外線を最もよく吸収する性質がある。測定する気体にその波長の赤外線を照射して吸収量を測定すれば、CO$_2$のガス分圧が測定できる。現在臨床で使用できるカプノメーターはほとんどすべてがこの赤外線分光分析法を用いている。

2・測定方法

　センサーの位置によってメインストリーム方式とサイドストリーム方式に分けられる。前者では呼吸回路に直接センサーを付けてモニタリングするのに対し、後者では呼吸回路からサンプリングチューブを介して 150 mL/分程度でガスを吸引しモニタリングする。各々の長所・短所をまとめた（**表 1**）。後者は手術室の麻酔機が代表的であるが、前者はより小型軽量のものが開発され救急外来でも頻用されている。

表 1.　測定方法の比較

	メインストリーム方式 （救急、人口呼吸器接続患者）	サイドストリーム方式 （麻酔、新生児）
長所	反応時間が早い 測定誤差が少ない	非挿管患者にも使用しやすい サンプリング部分が死腔となる
短所	水滴の影響を受ける 非挿管患者に使用しにくい サンプリング部分が死腔となる	測定に時間差を生じる サンプルラインの閉塞が起きる 頻呼吸での制限

3・カプノグラムの基本波形

　前述のとおり、呼気中 PCO$_2$の推移を経時的に記録した波形

をカプノグラムと呼ぶが、**この波形は体内での CO_2 の産生(代謝)、運搬(循環)、排出(呼吸)のすべての過程を反映するものである。**

図1にカプノグラム正常波形を示した。大きく呼気相と吸気相の2つに分けられる。吸気中には CO_2 が含まれておらず、縦軸は0を示す。吸気に移り、センサー部分には、中枢気道に存在する気体から順次肺胞に存在する気体が到達して CO_2 濃度が上昇していく。まずⅠ期では、呼気が始まるが解剖学的死腔のガスが呼出されるため CO_2 が含まれていない。Ⅱ期では、死腔と肺胞内の混在ガスが呼出される。経時的に肺胞ガスの割合が増加するため、CO_2 分圧は急速に上昇する。Ⅲ期では肺胞内ガスによるもので、CO_2 分圧はほぼプラトーになる。実際は肺胞内 CO_2 濃度の不均一により漸増し続ける。Ⅱ～Ⅲ期における勾配の変化角度をα角と呼び、正常では100～110°となる。このα角は肺の換気血流比の程度を表すとされる。最後にⅣ期で吸気に移行すると、CO_2 分圧は急速に0まで減少する。

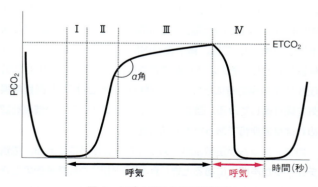

図1. カプノグラムの正常波形

このⅢ期の最後、カプノグラム上での呼気終末の値を PETCO$_2$と呼び、この <u>PETCO$_2$は PaCO$_2$より 2〜5 mmHg 低い値となる。</u>

4・ER での実際の使用方法

ETCO$_2$モニタリングを行うことで気道、呼吸、循環、代謝の評価を行うことができる。特に ER で遭遇しうる場面を中心に紹介していく。

a．気管挿管の位置確認

ACLS のガイドラインでも、気管挿管であることの確認のための連続的なカプノグラムの有用性が明記されている（class Ⅰ-A）。気管挿管後に、呼吸器回路内にカプノメーターを付け、ETCO$_2$モニタリングを開始した際に図 2-a のような波形を確認でき、胸郭運動や 5 点聴診、チューブの湿り気に異常がなければ「気管チューブの先端が気管内にある」と判断される。

一方で、食道挿管のときは基本的に呼気中 CO$_2$分圧の上昇は認めないはずである。しかし、①挿管前にマスク換気で呼気を胃内に押し込んでいた場合、②炭酸飲料を摂取した後（フルストマック患者）、では、胃や食道内に CO$_2$を多く含んだガスが停留しており、そのような例で食道挿管をすると呼気中 CO$_2$分圧が初期の換気時に上昇する。<u>疑わしいときは 5〜6 回程度換気を繰り返してみる。図 2-b のようにカプノグラムの減衰を認めれば食道挿管であったと判断できる。</u>

カプノグラムが正常波形であっても注意が必要である。<u>気管チューブが声門上にあるとき（浅い挿管固定）や片肺挿管のときでも正常波形となることも覚えておくべきである。</u>片肺挿管で

8. ETCO₂

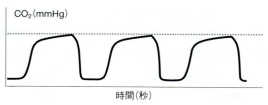

a．正常波形

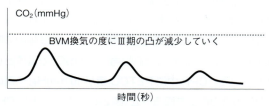

b．食道挿管

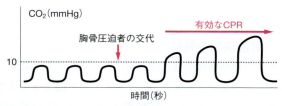

c．CPRの質評価

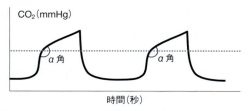

d．閉塞性肺疾患

図2．代表的なカプノグラム

はカプノグラムに大きな変化がないものの、酸素化低下や聴診左右差で発見することができる。このことからも気管挿管後の位置確認は、$ETCO_2$モニタリングのみで行うのではなく、身体所見も含めて総合的に判断することが求められる。

b．心肺蘇生時での利用

　低心拍出状態では肺血流も減少し $ETCO_2$は低値を示す。逆に循環が維持されると肺への CO_2運搬が増加するため呼気中CO_2分圧は上昇する。このことを利用し、心肺蘇生中の胸骨圧迫（CPR）の質の評価や自己心拍再開（ROSC）の指標として利用されている。CPR 中に $PETCO_2$値が 10 mmHg 未満の場合は CPR の質の向上を図るべき（図 2-c）である。また $PETCO_2$値が急激に 35～40 mmHg まで上昇したときは、ROSC の指標として考えることが妥当とされている。

c．気道狭窄の発見

　気管支喘息や慢性閉塞性肺疾患（COPD）の患者や気道分泌物などによる気道狭窄を起こした患者では、図 2-d のようにⅡ～Ⅲ期の α 角が鈍化し、Ⅲ期の呼気中 CO_2分圧の上昇が急になる。挿管患者でのカプノグラムではこのような波形を認めることが一般的であるが、鼻カニューレや酸素マスクにも装着可能なメインストリーム方式のカプノメーターも商品化されており、非挿管患者でもこれらの波形を発見することは可能である。いずれにせよ同波形を見たときは、除去可能な原因（吸引）なのかの判断と、$PaCO_2$が $ETCO_2$よりも想定以上に高くなりうる危険性を考慮し動脈血液ガス分析を行うことが推奨される。

d．自発呼吸のモニター

　前述のとおり、非挿管患者の自発呼吸のモニタリングにもカプノメーターは使用可能である。ER での創部処置などで一時的な鎮静を行う機会も多く、処置後観察室で覚醒を待つような場面もあるだろう。この際の過鎮静に伴う無呼吸、低換気、舌根沈下もカプノメーターによってモニタリングすることが可能である。このような場面で使用する際は、呼気ガスが周囲の空気に希釈されるため実際の値より低値になりやすく、絶対値の評価には向かないことに注意する必要がある。

5・PETCO₂異常の原因

　前述のとおり、

$$\Delta PCO_2 = PaCO_2 - PETCO_2 = 2\sim5 \ mmHg$$

の式が通常は成り立ち、$PETCO_2$値より $PaCO_2$を予測し、肺の換気能の評価が可能である。また**表 2** のように $PETCO_2$は呼吸・循環・代謝にかかわるさまざまな病態により増減することから、臨床推論の一助となりうる。特に ΔPCO_2の増加を認めた際は（動脈血液ガス分析を取ったうえでの比較を行い）、<u>原因として、心拍出量の低下、肺胞死腔の増加、換気血流不均衡が</u>

表 2．病態による $PETCO_2$の増減

	産生（代謝）	運搬（循環）	排出（呼吸）
$PETCO_2$増加	重症敗血症 悪性高熱 甲状腺クリーゼ	炭酸水素ナトリウム投与後	低換気 閉塞性肺疾患 （COPD、喘息）
$PETCO_2$減少	低体温	ショック 心停止 肺塞栓	過換気 肺内シャント

<u>挙げられる</u>。突然の ΔPCO_2 の増加および $PETCO_2$ 値の低下は肺塞栓症を疑う手がかりとなりうる。

■おわりに

ETCO_2モニタリングは、気道、呼吸、循環、代謝を反映する万能なモニター指標である。しかしその数値1つでの診断やdecision making は危険であり、そのほかのモニター値、検査値、身体所見などを併せて事象を評価することが大切である。

（萩原祥弘）

9. 心電図（Ⅱ誘導）

9 心電図（Ⅱ誘導）

> **ポイント…心電図モニターをする目的**
> ❶バイタルサインの１つである心拍数の変化を見逃さないため。
> ❷不整脈、特に危険な不整脈の有無を確認するため。
> ❸急激な病態変化を早くキャッチするため。

1・注意点

・心電図を学ぶ過程で、基本ルールに合わない多くの例外的な波形や事柄に出くわす。学習しはじめの頃からそれらの一つひとつに対応していると、頭が混乱してくるため、本章では特に基本ルールが理解できるよう、細かな例外は省略して記載していることを了承頂きたい。例外的な事柄を理解するには、基本ルールをしっかりと頭の中に入れてから取り組む方が早い。

・掲載しているモニター心電図は、ほぼ第Ⅱ誘導の記録を使用しているが、わかりやすさを優先して他誘導の記録を使用している場合がある。

2・実際の測定手順

a．検査のタイミング

・緊急度・重症度が高く、バイタルサインが急激に変化する可能性があるとき。

・不整脈が出現しているとき、または可能性があるとき。

- 動悸・胸痛などを主訴に受診し、心疾患の存在が疑われるとき。
- ペースメーカー作動時。

b．測定法

- モニター電極の付け方は、基本的に、身体のどの部分に装着しても問題ないが、どの波形が心房の興奮を示すP波で、どの波形が心室の興奮を示すQRS波に相当するのかを、誰が見てもきちんと確認できる誘導を選択すべきである。
- 救急の現場などで素早く確実に装着することを優先するならば、図1のように機械的、型どおりに装着するのがよい。
- 図1の装着法は、3つの電極による3とおりの組み合わせが、それぞれ心電図肢誘導の第Ⅰ誘導、第Ⅱ誘導、第Ⅲ誘導に相当し、装着後はモニター器械で誘導を選択することができる。

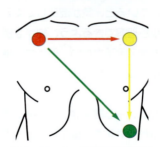

図1．モニター電極の装着部位
赤-黄：赤の矢印…肢誘導の第Ⅰ誘導に相当
赤-緑：緑の矢印…肢誘導の第Ⅱ誘導に相当
黄-緑：黄の矢印…肢誘導の第Ⅲ誘導に相当

- 心電図肢誘導の第Ⅱ誘導は、心臓全体の興奮を表す電気ベクトルの向きとほぼ平行であり、理論的には、P波がわかりやすく記録される誘導であるが、実臨床では異なる場合もある（図2）。

9. 心電図（Ⅱ誘導）

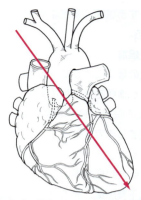

図2. 心臓興奮時の電気ベクトルと第Ⅱ誘導との関係
イラスト図は、実際に心臓が体内にあるのと同じ向きや方向で描かれている。示された矢印（ベクトル）は心臓全体が興奮したときの電気の流れを表している。右上後から左下前へ向かっているこのベクトルは第Ⅱ誘導とほぼ平行であることから、理論上、肢誘導の中ではP波もQRS波も第Ⅱ誘導で最も高く記録される。つまりわかりやすいことになる。また、洞調律時には第Ⅱ誘導のP波は常に上向きである。

3・不整脈の診断

・不整脈は、①頻脈・リズム異常、②徐脈、に大きく分けられる。
・正確に診断するためには12誘導心電図記録が必要である。
・不整脈診断にはある程度の長さの記録が必要であり、判別しやすい誘導を手動記録することが重要である。

a．徐脈性不整脈
・緊急に処置が必要なのは、著明な洞徐脈で心拍数20/分以下のもの。

113

- <u>高度徐脈をきたす疾患は、「洞機能不全症候群」と「房室ブロック」に大別される。</u>

1）洞機能不全症候群

- 洞結節の興奮性の低下によって、あるいは洞結節周囲心房筋の伝導障害により徐脈を呈した状態。
- 心電図ではP波の脱落、PP間隔の突然の延長として現れる。
- 洞停止後に回復するまで3秒以上かかるものは洞機能不全症候群と診断される。
- 原因としては特発性が最も多い。ほかに虚血性心疾患、心筋症、高血圧、抗不整脈薬、高カリウム（K）血症などがある。
- ルーベンスタイン分類は古くからある洞機能不全症候群の病型分類で、発作時の心電図による分類である。

  Ⅰ型：洞性徐脈を呈するもの（P波が規則的だが遅い）（**図3**）
  Ⅱ型：洞停止を呈するもの（P波が突然出現しない）（**図4**）
  Ⅲ型：徐脈頻脈症候群（頻拍発作後に洞停止を認めるもの）（**図5**）

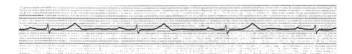

図3. 洞機能不全症候群（ルーベンスタインⅠ型）
心拍数42/分程度の持続する洞性徐脈がみられる。この症例ではPR間隔も延長しておりⅠ度房室ブロックを合併している。

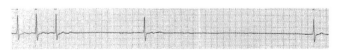

図4. 洞機能不全症候群（ルーベンスタインⅡ型）
P波がみられない洞停止を認める。

9. 心電図(Ⅱ誘導)

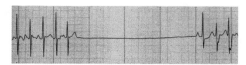

図5. 洞機能不全症候群(ルーベンスタインⅢ型)
徐脈頻脈症候群で頻拍発作後に洞停止がみられる。

2) 房室ブロック

・房室伝導系の伝導障害により、心房から心室への刺激伝導が遅延ないし途絶した状態である。
・心電図ではP波に続くQRS波の脱落もしくはP波とQRS波の解離(P波の数>QRS波の数)がみられる。

分類

① Ⅰ度房室ブロック…心房興奮は1対1で心室へ伝わるが、房室伝導時間が正常よりも延長しており、成人では通常PR間隔が0.21秒以上のもの。洞機能に問題がなければ徐脈にはならない。

② Ⅱ度房室ブロック

　ⅰ) ウェンケバッハ型(モビッツⅠ型)(**図6**)…PR間隔が徐々に延長してついに1個のQRSが脱落し、その周期を反復するもの。

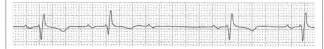

図6. Ⅱ度房室ブロック(ウェンケバッハ型)
PR間隔が徐々に延長して3個目のP波の後に1個のQRSが脱落し、その周期を反復している。

ⅱ) モビッツⅡ型(**図7**)…PR 間隔は延長を伴わず一定のままで、突然 QRS が脱落するもの。

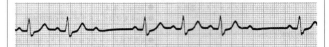

図7. Ⅱ度房室ブロック(モビッツⅡ型)
PR 間隔が一定のままで、3 拍目と 7 拍目の P 波の後で QRS 波が突然脱落している。

③Ⅲ度房室ブロック(完全房室ブロック)(**図8**)…房室伝導が完全に途絶え、心室興奮が下位自動能によって支配されている状態である。支配する下位自動能が刺激伝導系の末梢になるにつれ QRS 幅は拡大し、そのレートも低下する。

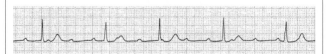

図8. Ⅲ度房室ブロック(完全房室ブロック)
房室伝導が完全に途絶えていて、P 波と QRS 波はまったく別々に収縮している。

・程度によりⅠ度、Ⅱ度(ウェンケバッハ型、モビッツⅡ型)、Ⅲ度に分類する。また心房から心室への伝導が時々あるもの(伝導比が 2 対 1 伝導よりも悪いもの=2 つ以上連続して QRS が脱落するもの)を高度房室ブロックという。
・モビッツⅡ型、高度房室ブロック、Ⅲ度房室ブロックが治療の対象になる。

9. 心電図（Ⅱ誘導）

3）徐脈の読み方・考え方

①P 波と QRS 波の位置関係を確認する。

②P 波が遅い（QRS 波は P 波に伴って遅くなっている）、あるいは P 波がない。

　➡洞機能不全症候群

③P 波は遅くないのに、QRS 波が遅い。

　➡Ⅱ度・Ⅲ度房室ブロック………P 波に注目する！

ｂ．頻脈性不整脈

1）頻脈の読み方・考え方

①リズム異常：1 発あるいは数発によるリズムの乱れ

・期外収縮（単発あるいは連発）

②頻脈：正常とは異なる持続的な速いリズム。数字はだいたいの目安である。

・頻拍：100〜250/分で興奮するもの

・粗動：250〜440/分程度で興奮するもの

・細動：400/分以上で興奮するもの

③ QRS 波の幅：不整脈と思われる収縮波形の QRS の幅で、その不整脈が心房・心室のどちらから発生しているかを見分ける。

・QRS 波の幅：3 mm 未満➡心房

・QRS 波の幅：3 mm 以上➡心室

・「心房」が起源なら、心房が「期外収縮」「頻拍」「粗動」「細動」のどの頻度の不整脈を起こしているのかを判断する。同様に「心室」が起源なら、心室がどの頻度の不整脈を起こしているのか判断する。

・そして、診断名は以下のようになる。

117

> - 「心房」起源の「期外収縮」なら➡心房期外収縮(心室より上という意味で上室期外収縮ともいう)
> - 「心室」起源の「頻拍」なら➡心室頻拍
> - 「心房」起源の「粗動」なら➡心房粗動

2) 洞性頻脈

- 洞結節からの興奮が 100/分以上の状態である。P 波から QRS 波、T 波へと続く関係は正常で、波形も変わらない。心拍数の変化は徐々に起こる。
- 原因としてショック、低酸素血症(心不全、慢性肺疾患)、発熱、敗血症、脱水、貧血、甲状腺機能亢進症、不安、精神的興奮などの病態で起こる。洞性頻脈をみたら、なぜ起きているのかを常に考えることが重要である。

3) 上室期外収縮(図 9)

- 期外収縮の P 波が洞調律と同一であれば洞性期外収縮、異なれば心房期外収縮である。
- 房室接合部性期外収縮では、心房への逆伝導を伴わなければ P 波は見られない。逆伝導があれば QRS 波の前後に逆行性 P 波が見られる場合と QRS 波と重複して見られない場合が

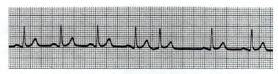

図 9. 上室期外収縮
5 拍目が予定より早く出ていることから期外収縮である。
QRS 幅が狭いことから、心房起源である。

ある。
- QRS波は、原則的に洞調律のときと同じ波形を示す。

4）（発作性）上室性頻拍（図 10）

- 突然脈拍が速くなり、しばらく続いた後に突然止まる頻拍で、その間規則的に持続する。
- 一般にリエントリー（回帰興奮）によって起こる。

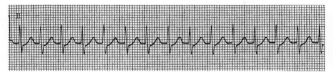

図 10. 発作性上室性頻拍

QRS幅は狭く「心房（＝上室性）」由来。よって心房波を探すがP波は見当たらず、1：1伝導によりQRS波数と同数と考える。つまり、心拍数は 180/分程度で規則正しい。心房も心室と同数の 180/分で収縮していると考える。すなわち、心房の頻度は「頻拍」であり、上室性頻拍と診断する。

5）心房粗動（図 11）

- 心電図上は、心房拍数が 240〜340/分の比較的遅い粗動（Type 1）と 340〜440/分の速い粗動（Type 2）に分類される。
- P波はみられず、規則正しい粗動波（＝F波）を認める。
- 2：1から4：1の伝導を示すことが多い

　2：1伝導：心房の興奮2回に対して1回心室に興奮が伝わる状態。

　4：1伝導：心房の興奮4回に対して1回心室に興奮が伝わる状態。

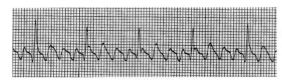

図 11. 心房粗動

心拍数は 75/分で規則正しい。QRS 幅は狭く「心房(=上室性)」由来。よって心房波を探すが P 波は見当たらず、300/分程度の粗動波(=F 波)を認める。心房粗動である。4 つの F 波のうち 1 つが心室へ伝導しており 4:1 伝導をしている。

6) 心房細動(図 12)

・心房細動は持続性不整脈としては頻度が高く、加齢と器質的心疾患の存在により増加する。
・P 波が認められず、細かい不規則な振れを示す(細動波=f 波)。f 波の振幅がわずかになると、基線のようにほぼ線状に見える場合もある。
・RR 間隔が完全に不規則である(絶対的不整脈)。
・心拍数の速い心房細動は、RR 間隔が一見規則的に見えて発作性上室性頻拍と誤る可能性があり注意が必要である。

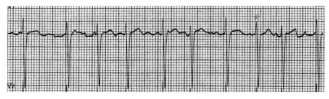

図 12. 心房細動

QRS 幅は狭く「心房(=上室性)」由来。RR 間隔は不規則である。P 波は見当たらず細かく興奮する f 波を認める。よって心房細動である。

7）心室期外収縮（図13）

- P波の先行がなく、脚ブロックに類似してQRSは幅広い。QRS幅は0.12秒以上である。
- 期外収縮の起源を推測するにはQRS波形（脚ブロックパターン）と軸に注目する。右室由来の心室外収縮は左脚ブロック型となり、左室由来では右脚ブロック型となる。

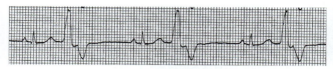

図13. 心室期外収縮

2、4、6拍目が不整脈である。QRS幅は広く「心室」由来である。予定されている心拍より早く出ており「期外収縮」である。よって診断は「心室期外収縮」である。このように1拍おきに出現するものを2段脈と呼ぶ。

8）心室頻拍（図14）

①非持続性心室頻拍

- 心拍数100～120/分以上の心室期外収縮の3連発以上または

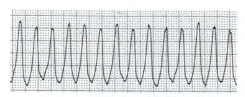

図14. 発作性上室性頻拍

心拍数は240/分程度で「頻拍」である。QRS幅は広く「心室」由来。よって「心室頻拍」であるが、実際にこの波形を見たら、緊急処置を講じなければならない。

30秒以上連続しない心室期外収縮の連発をいう。

②持続性心室頻拍

- 心拍数100〜120/分以上の心室頻拍が30秒以上持続するもの。
- QRS波形が同一で安定しているものは単形性心室頻拍、不安定で1拍ごとに変化するものは多形性心室頻拍という。
- 心拍数が高い心室頻拍や多形性心室頻拍は心室細動に移行しやすい。

9）心室細動（図15）

- 心室細動はQRS波形やST-T波形が判別できず、まったく無秩序で不規則な基線の揺れのみを示す。
- 心臓のポンプ機能は失われ、実質的には心停止と同じ病態である。

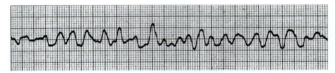

図15. 心室細動

QRS幅は広く「心室」由来。QRS波が細かく収縮している。よって「心室細動」の診断であるが、これも心室頻拍と同様、波形を見た瞬間、救急蘇生処置を開始しなければならない。

4・緊急治療が必要な不整脈（表1、2）

- 緊急治療が必要な不整脈とは、放置すると死に直結する不整脈を指す。その本態は血行動態の障害あるいは破綻をきたす極端な頻拍や徐拍である。

9. 心電図（Ⅱ誘導）

表 1. 致死的で緊急治療が必要な不整脈

①心室細動（ventricular fibrillation）
②無脈性心室頻拍（pulseless ventricular tachycardia）
③心静止（asystole）あるいは 20 拍／分以下の徐拍
④無脈性電気活動（Pulseless Electrical Activity；PEA）：心電図上では電気的興奮波形が認められるが、血圧がほとんどなく脈拍を触知できない状態を指す。

表 2. 致死的不整脈へ移行する危険性が高い不整脈

頻脈性不整脈	①心室頻拍 ②WPW 症候群に合併した心房細動 ③1：1 伝導の心房粗動 ④torsades de pointes（トルサ・デ・ポアンツ） ⑤器質的心疾患に伴う心室期外収縮
徐脈性不整脈	①完全房室ブロック ②高度房室ブロック ③モビッツⅡ型第Ⅱ度房室ブロック ④2 枝ブロック＋第Ⅰ度房室ブロック ⑤重症の洞機能不全症候群

■おわりに

　心電図は苦手であるという人がとても多くいる。それは、押えるべき学習のポイントが多く、それを実際の症例に当てはめようとすると、合わなくて例外ではないかと感じることが多いからだと思われる。

　一度にたくさんのことを理解しようとすると混乱するので、まずは最低限の知識をよく理解しそれを使いながら、とにかく心電図を読むことが大事で、その積み重ねで読めるようになると思っている。

（齋藤　司、豊田弘邦）

10 尿比重

ポイント

❶尿比重は<u>腎臓の尿濃縮・希釈能の指標</u>である。

❷尿比重は尿浸透圧をよく反映するが、両者の相違について理解する。

❸尿比重・尿浸透圧と尿量をもとに病態について考える。

1・尿比重・尿浸透圧測定の意義

基準値

尿比重……1.005～1.030（スポット尿 1.007～1.025）

希釈尿＜等張尿（1.010～1.015）＜濃縮尿

尿浸透圧…50～1,300 mOsm/kg・H_2O

スポット尿 200～800 mOsm/kg・H_2O

生体内では体内の浸透圧を一定に保つために、腎臓が尿の浸透圧を変化させ恒常性を保っている。尿比重測定は多尿や乏尿があるときに、腎臓の尿濃縮力を評価する目的で実施する。このため、尿比重だけでなく、尿量を併せて考えることが重要である。具体的には、尿量が少ない場合、尿は濃縮されるはずである。にもかかわらず、測定した尿比重・尿浸透圧が正常な場合は障害があると考えるべきである。

一般的に尿比重は尿浸透圧をよく反映し、尿量が多ければ低値となり、少なければ高値となる。

2・尿比重と尿浸透圧の関係

尿比重とは純水に対する溶質の密度比である（尿中に溶けている溶質全体の割合）。一方、尿浸透圧は浸透圧現象を起こす尿中の溶質（主に Na^+ と尿素）の分子数で表され、腎臓の尿濃縮力を忠実に反映する指標である。一般的に尿比重は尿浸透圧をよく反映する。尿比重測定は簡便で迅速であることから臨床現場ではよく用いられる。ただ、尿比重は糖・蛋白・造影剤など正常の腎臓から排泄されない物質も溶質として測定する。これらが含まれている尿では正確には腎臓の尿濃縮力を反映しない。したがって、尿の濃縮異常が考えられる場合は併せて尿浸透圧の測定が必要である。

3・尿比重測定の実際

尿比重の測定には比色法（試験紙法）と屈折計法の2つがある。比色法は簡便であるが、尿性状により値が変動するため、集中治療室では屈折計法を用いることが一般的である。比色法・屈折計法による尿比重測定、尿浸透圧測定の特徴について**表1**にまとめた。

a. 比色法（試験紙法）

比色法は主に、尿中の陽イオン（主として Na^+）を検出している。原理は尿中溶質のイオン濃度に対し、高分子電解質（メトキシエチレン無水マレイン酸共重合体）から放出される水素イオン（H^+：プロトン）と pH 指示薬との反応である。H^+ 濃度により青緑色-黄緑色の色調まで変化を呈する。1.000〜1.030 まで0.005 の幅で7段階の測定が可能である。測定方法は極めて簡

表1. 比色法・屈折計法による尿比重測定、尿浸透圧測定の特徴

	比色法(試験紙法)	屈折計法	浸透圧計法
原理	イオン強度	屈折率	浸透圧
測定範囲	1.000〜1.030 (0.005 単位)	1.000〜1.040 (0.001 単位)	〜1,200 mOsm/kg
必要器具	なし(試験紙のみ)	屈折計	浸透圧計(高価)
操作	dip and read、簡単 ほかの項目と同時	やや難しい 単独に実施	難しい 単独に実施
干渉因子 (短所)	強アルカリ尿 尿素量が反映しない 臨床医が慣れていない	屈折計の使い方 目盛りの付け方 (ノモグラム) 濁り、薬剤など 蛋白、ブドウ糖	機器の使い方
尿必要量	少量	1 滴	少量

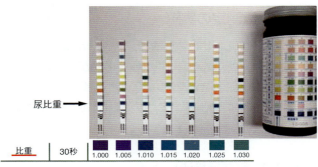

図1. 比色法(試験紙法)

1.000〜1.030(青緑色−黄緑色)まで 0.005 の幅で 7 段階の測定が可能である。

便で、採取した尿に試験紙を入れ、試験紙ケースに記載のある見本(比色表)と対比し判定する(図1)。カルシウム濃度が異常に高い尿・蛋白濃度が高い尿・ケトアシドーシス尿では高値を、

10. 尿比重

pH7以上のアルカリ尿では低値を示すことがある。

b．屈折計法

尿屈折率が尿比重とほぼ比例することから、ノモグラムにより、尿屈折率との対応から尿比重が求められる。具体的には、屈折計にシリンジで少量の尿を滴下し（**図 2-a**）、蓋（白いプラスチック部分）をした後に内部を検鏡（**図 2-b**）する。白と青の境（**図 2-c、矢印**）が測定値である。屈折計法を用いるときの注意点として、糖・蛋白・造影剤など正常の腎臓から排泄されない物質も併せて溶質として測定してしまい、本来の尿濃縮能を反映しない短所がある。

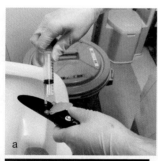
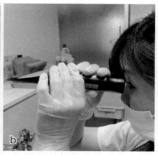
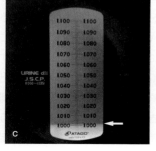

図2. 屈折計法
a：屈折計にシリンジで少量の尿を滴下する。
b：内部を検鏡する。
c：白と青の境（矢印）が測定値である。

4 ・尿濃縮の生理学

　腎に流れる血流は1,200 mL/分で、糸球体濾液量は120 mL/分である。血清の比重は1.024〜1.029であり、蛋白は糸球体を通過できないため、糸球体濾液の比重は約1.010となる。血漿浸透圧の基準範囲は275〜290 mOsm/kg・H_2Oであり、そのほとんどはNa^+、K^+、Cl^-、HCO_3^-、リン酸塩などの電解質である。これと比べると、尿素やブドウ糖（10 mOsm/kg・H_2O）、蛋白質（2 mOsm/kg・H_2O）はごくわずかである。糸球体濾液の浸透圧は約285 mOsm/kg・H_2Oとなる。糸球体濾液のNaの約70%は近位尿細管で再吸収され、同時に水分も同じ割合で再吸収される。このため、近位尿細管では尿の希釈も濃縮も起こらない（等張性再吸収）。残り30%は腎髄質に延びるヘンレ係蹄、遠位尿細管・集合管を通過し、この過程で尿の濃縮・希釈が行われる（**図3**）。尿浸透圧は50〜1,300 mOsm/kg・H_2Oと目まぐるしく変化する。浸透圧は最終的には腎集合管で調整され、この調整にかかわっているのが下垂体後葉から分泌される抗利尿ホルモン（antidiuretic hormone；ADH）である。

　脱水などで循環血漿量が減少し、血漿浸透圧が上昇すると、視床下部にある浸透圧受容体が刺激され、視床下部でADHの産生が増加し、下垂体後葉から分泌される。腎集合管に達すると、基底膜（血管側）に存在するV2受容体に作用し、選択的に水の再吸収を促進する。具体的には、集合管尿細管側に存在するアクアポリン（aquaporin；AQP）2チャネルを尿管側に表出させ、水分を尿細管側に引き入れる。同時に、集合管基底膜側にあるAQP3、4チャネルを開き、血管内に水分を再吸収する（**図4**）。また、ADHはヘンレ係蹄上行脚でのNaの再吸収を促

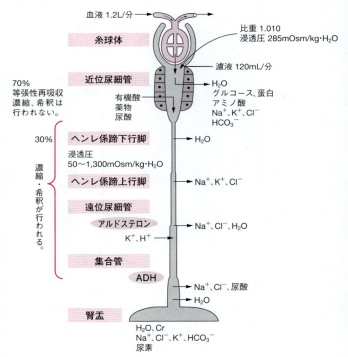

図 3. 尿濃縮の生理学
近位尿細管では尿の希釈も濃縮も起こらない（等張性再吸収）。ヘンレ係蹄、遠位尿細管・集合管で尿の濃縮・希釈が行われる。
(河合　忠, 伊藤喜久, ほか：最新尿検査；その知識と病態の考え方. 第2版, p11, メディカル・ジャーナル社, 東京, 2016 より改変)

進する。水の選択的再吸収により血漿浸透圧は低下する。

　一方、ADH の分泌が減少すると、AQP2 の表出が減少し、水分の再吸収が低下することで血漿浸透圧は上昇する。

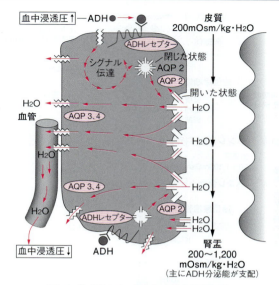

図4. 集合管における水の選択的再吸収

ADH は腎集合管の V2 受容体に作用し、選択的に水の再吸収を促進する。

(河合 忠, 伊藤喜久, ほか:最新尿検査;その知識と病態の考え方. 第2版, p44, メディカル・ジャーナル社, 東京, 2016による)

5・異常がみられた場合の検査の進め方(表2)

現病歴、腎疾患の既往、尿量変化のチェックを行う。現症では血圧、尿量、浮腫の有無などに注意する。血液生化学検査(BUN/Cre、電解質、蛋白)、尿検査(尿中電解質、BUN/Cre、尿糖、尿蛋白、尿沈渣)などの腎機能検査を行う。さらに、尿濃縮異常については、尿量の異常と併せて鑑別を進める。

10. 尿比重

表 2. 異常がみられた場合の検査の進め方

尿量	値	高頻度にみられる疾患	方針
少ない	<1.015	尿路閉塞 急性腎不全 慢性腎不全の末期	尿路画像検査 腎機能検査 腎機能検査 腎画像検査
	>1.016	脱水、腎前性腎不全	尿中ナトリウム
正常	<1.007 >1.025	尿路閉塞 造影剤使用後	尿路画像検査
多い	<1.007	尿崩症などの尿濃縮能障害 心因性多飲 急性腎不全の利尿期 尿路閉塞解除後の利尿期	水制限試験 水制限試験 病歴、腎機能検査 病歴、腎機能検査
	1.008< <1.012	慢性腎不全の浸透圧利尿期	腎機能検査
	<1.025	糖尿病、造影剤使用後	尿糖

尿濃縮異常については、尿量の異常と併せて鑑別を進める。

a．尿量が少ないとき

尿量減少は脱水などの腎前性、腎機能障害による腎性、尿路の閉塞による腎後性の3つに分類される。腎前性と腎性の鑑別は尿の浸透圧以外に、尿中 Na、血中・尿中の BUN/Cre 値を参考に行う。

これに併せて、腎後性の原因を除外する目的で腹部超音波検査を行う。

- **腎前性**：尿浸透圧↑（>500 mOsm/kg・H_2O）、FE_{Na}<1、FE_{urea}<35、尿中 Na 濃度<20 mEq/L、尿中 Cre/血漿 Cre >40
- **腎性**：尿浸透圧→（<350 mOsm/kg・H_2O）、FE_{Na}>2、FE_{urea}>50、尿中 Na 濃度>40 mEq/L、尿中 Cre/血漿 Cre<2040

b．尿量が正常なとき

尿比重は 1.010〜1.020 程度の比較的狭い範囲に入るはずである。

- **尿比重が尿量に見合わず高値**：尿糖・造影剤など尿中への高分子量物質の排泄を考える。病歴の確認・尿定性検査を実施する。
- **尿比重が尿量に見合わず低値**：尿の濃縮障害を考える。腎機能検査、尿路の画像検査を追加する。慢性腎不全の場合は尿の希釈・濃縮共に障害されるため、進行に伴い尿比重は 1.010 付近に固定される。

c．尿量が多いとき

原則として尿比重・尿浸透圧共に低値である。もし、尿比重が高いときは尿糖・造影剤などの比較的分子量が高い物質が尿中に出ている可能性を考える。

尿浸透圧が低い場合は、中枢性尿崩症・腎性尿崩症・心因性多飲による多尿の鑑別を行う。

1）血漿浸透圧と ADH

血漿中の ADH は血漿浸透圧が 280 mOsm/kg・H_2O 以上で直線的に増加する。血漿浸透圧は 284〜294 mOsm/kg・H_2O でコントロールされている。中枢性尿崩症・腎性尿崩症・心因性多飲により、血漿浸透圧・ADH は以下のように変化する。

- 中枢性尿崩症……血漿浸透圧 ↑　　ADH ↓
- 腎性尿崩症………血漿浸透圧 ↑　　ADH ↑
- 心因性多飲………血漿浸透圧 ↓　　ADH ↓

2）ADH負荷試験

バソプレシンを投与し腎の反応性をみる。腎性尿崩症では反応せず、中枢性尿崩症・多飲では尿濃縮となる。

3）水制限試験

ADH分泌刺激試験で、尿量・尿浸透圧・血漿浸透圧および血漿ADH濃度を指標として行う。心因性多飲では水制限により血漿ADHが上昇し尿濃縮となる。中枢性尿崩症ではADHの分泌がないために尿濃縮は起こらない。

— ■ TOPICS ─────────

‖ 百聞は一見にしかず ‖

救急・集中治療分野で尿比重・尿浸透圧は頻繁に実施する検査ですが、自身で実際に測定を行う機会は少ないと思います。筆者も今回、この原稿を機に初めて尿比重を看護師さんに指導を受けながら測定させてもらいました。自身で実際に測定を行ってみることで、検査に対する理解がさらに深まると思います。是非、皆さんも自身で一度測定を行ってみてください。

（宮本和幸）

11 尿一般定性

ポイント

❶尿一般定性（試験紙）検査では**必ず新鮮尿を用いる。**

❷偽陽性・偽陰性をきたす原因について理解する。

❸検出された物質が出現する原因について考える。

❹検出する物質の代謝経路も含めて考察する。

1・尿一般定性検査の適応

尿一般定性（試験紙）検査は被検者に大きな負担をかけることなく、迅速かつ簡便で情報量も多いことから、救急外来で頻繁に行われる。尿の成分は個人により変動が極めて大きく、その解釈には注意が必要である。

尿検査の適応は腎・尿路系を中心に全身の生理・生体異常の有無を検索するために行われる。また、毒薬物、迅速細菌抗原検査でも用いられる。基本検査として、尿観察・尿試験紙検査・尿沈渣の３種類がある。本章では、救急外来ですぐに実施可能な尿観察・尿一般定性（試験紙）検査について述べる。

基準値

・尿外観・臭気	琥珀色・特有の芳香臭
・比重	1.005〜1.030
・白血球	陰性
・亜硝酸	陰性
・細菌	陰性
・pH	4.6〜8.0

134

・蛋白	陰性（定量 50～150 mg/日）
・ブドウ糖	陰性（定量 10～30 mg/dL）
	蓄尿 30～300 mg/日以下
・ケトン体	陰性
・ウロビリノーゲン	陰性（±）
・ビリルビン	陰性
・潜血	陰性

2・尿観察・尿一般定性（試験紙）検査の実際

　救急外来では被検者自身が採尿した中間尿もしくはカテーテル尿が用いられることが多い。

a. 採尿方法と注意点

　採尿前に尿道口を清拭することが望ましい。出始めの尿を便器に排出した後、途中から尿を採尿カップに採る（最低 10 mL以上）。カテーテル尿の場合は、消毒後に尿道カテーテルを挿入し、出始めの部分を廃棄し、尿を採取する。採尿後はできるだけ速やかに検査を実施する。生理中の女性の場合、造影剤使用後は必ずその旨を検査伝票に記載する。また、尿培養が必要になることも多いため、**あらかじめ採尿検体を尿定性一般検体と尿培養検体の2本に分けておくとよい。**

b. 尿観察（外観・臭気）（図 1）

　尿採取後、まず外観と臭気を確認する。尿を透明な容器に入れた後、白い壁や紙などを背景にすると外観が鮮明となる。また、室内光にかざすと細かな混濁なども観察しやすくなる。

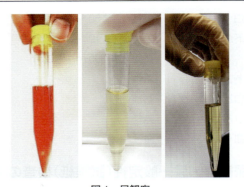

図1. 尿観察
白い背景や室内光にかざすとより詳細な観察が可能である。

c. 尿一般定性(試験紙)検査(図2)

①採尿した尿をよく攪拌する。
②試験紙を浸し、直ちに引き上げる。このとき、試験紙に付いた余分な尿を容器の辺縁で取り除く。

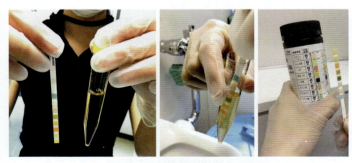

図2. 尿一般定性(試験紙)検査の実際
試験紙を尿に浸し、定められた時間内に、色調表で比色判定する。

③定められた時間内に、試験紙の色調を試験紙容器の色調表で
比色判定する。目視判定は判定環境、個人による習熟度の違
いなどにより結果にバラツキが大きくなる。このため、近年、
尿分析器による自動化が進んでいる。測定原理は「反射率測
定法」を用いており、可能であれば尿分析器による判定が望
ましい。

3・異常がみられた場合の考え方

a．尿外観・臭気

正常尿はわずかに特有の芳香臭がある。細菌尿では尿素が分
解されアンモニア臭を生じることがある。糖尿病ケトアシドー
シスではケトン体により甘酸っぱいアセトン臭を生じる。

正常尿は琥珀色をしている。尿の混濁は、尿中の有機（扁平上
皮細胞・白血球・赤血球など）・無機成分が一定以上に達すると
透過光が遮断され混濁する。細菌はサイズが小さく、光は透過
するために混濁の原因とはならない。

b．比重

「10．尿比重」(124 頁)参照。

c．白血球

腎臓から尿道までの炎症を評価する検査である。一般的に、
腎・尿路・泌尿器・周囲組織の炎症などで増加する（**表 1**）。尿中
白血球が著明に増加している場合は、細菌感染が考えられる。
細菌感染を考えた場合は、後述の亜硝酸と併せて尿所見を考え
ることが必要である。

表 1. 尿中白血球増加をきたす疾患

- ・非特異的感染症（主に腸内細菌による）
  腎盂腎炎、膀胱炎、前立腺炎、尿道炎
- ・特異的感染症
  結核、淋菌（尿道炎）、クラミジア（尿道炎）
  トリコモナス（尿道炎）、ウイルス（膀胱炎）
  フィラリア（腎リンパ管炎）
- ・非感染性炎症
  尿路の結石・腫瘍、各種原因による水腎症
  薬物・重金属中毒、アレルギー（膀胱炎）
  痛風性腎症、放射線照射など

腎・尿路・泌尿器・周囲組織の炎症などで増加する。

1）定性（試験紙）検査と注意点

　酵素化学反応を用いて判定を行っている。このため、反応時間を正確に守ることが重要である。本法は非破壊白血球、破壊白血球、白血球円柱のいずれでも検出される。また、高比重尿（高濃度のブドウ糖 3 g/dL 以上）では低値となりやすい。また、薬剤（テトラサイクリン・セファレキシン・セファロチン）や高濃度のシュウ酸により影響を受け低値となることがある。

d. 亜硝酸（細菌）

　健常者の尿は本来無菌である。通常の採尿法では尿道・外性器からの混入も少なくない。また、室温で長時間放置されると落下細菌も加わり、尿中の細菌が増加する。このため、必ず新鮮な中間尿を用いて、可能な限り速やかに検査を行うことが重要である。

1）定性（試験紙）検査と注意点

- 検出感度：亜硝酸塩濃度 0.06〜0.1 mg/dL

　細菌の硝酸塩還元能を用いた検査である。尿中には食物由来

11. 尿—般定性

の硝酸塩が存在するが、ある種の細菌（大腸菌・クレブシエラ・アエロバクター・緑膿菌など）では、この硝酸塩を亜硝酸に還元する機能を有する。本法は、この亜硝酸を化学的に検出することにより判定を行う。

検査を行ううえでは、膀胱内に長時間貯留している尿が望ましい。また、尿中に十分量の亜硝酸が存在しないと検出されない。尿中白血球、亜硝酸の両方が陽性になった場合は、尿培養を併せて実施し、画像検査（腹部超音波検査・CT）で感染巣の検索を行う。

e. pH

尿の pH は、全身の酸塩基平衡の調節の結果として変化することが多い。つまり、体内がアシドーシスに傾けば pH は酸性となり、逆にアルカローシスとなるとアルカリ性になる。このため、尿 pH 単独で解釈するのではなく、動脈血液ガスの検査結果と併せて解釈する必要がある。以下に、代表的な pH が変化する病態と影響を及ぼす物質について述べる。

1）酸性になる病態

①**代謝性アシドーシス**：生体内で有機酸が増加すると、緩衝作用が働き、生体内の HCO_3^- が消費される。これにより、尿中の H^+ 排泄量が増加する。腎不全では腎からの H^+ 排泄ができないことから代謝性アシドーシスとなる。

②**呼吸性アシドーシス**：肺胞低換気により体内に CO_2 が蓄積し H^+ が増加する。腎臓では代償性に H^+ の排泄が増加する。

③**酸性食品の摂取**：肉類などの有機酸の摂取により尿は酸性化する。

④**薬剤の投与**：塩化アンモニウム、アルギニ塩酸塩、馬尿酸

などの投与で尿は酸性化する。

2）アルカリ性になる病態

①**代謝性アルカローシス**：生体内の HCO_3^- が増加した病態である。アルカリ製剤の投与、嘔吐・胃管からの吸引、腎不全による多量の H^+ 喪失により尿はアルカリ化する。ただし、K^+ 喪失によるものでは酸性化するものもある。

②**呼吸性アルカローシス**：過換気により過剰に CO_2 が失われると相対的に HCO_3^- が上昇しアルカローシスとなる。腎臓では H^+ 排泄減少と HCO_3^- の排泄増加により尿はアルカリ化する。

③**アルカリ性食品の摂取**：野菜・果物などの摂取による。

④**薬剤の投与**：炭酸水素ナトリウム（メイロン®）、クエン酸カリウムなどのアルカリ塩の投与。

⑤**細菌尿**：プロテウス菌、クレブシエラなどの感染では、尿素を分解してアンモニアを産生するためアルカリ尿となる。

f．蛋白

健常状態では $50 \sim 150$ mg/dL の蛋白が排泄され、その $60 \sim 70\%$ は遠位尿細管から分泌されるタム蛋白（Tamm-Horsfall protein；THP）である。残りは、アルブミン、低分子蛋白群からなる。

1）尿中蛋白陽性の病態生理

蛋白尿は生理的蛋白尿と病的蛋白尿に分類される。病的蛋白尿は障害部位、発生機序から腎前性・腎性（腎糸球体性、腎尿細管性）・腎後性に細分類される（**表2**）。

①**腎前性**：特定の組織・細胞で過剰に産生されたり（ベンス・ジョーンズ蛋白）、細胞崩壊（横紋筋融解症による高ミオグロビ

11. 尿一般定性

表2. 蛋白尿の分類とその成因

分類			成因
生理的蛋白尿	機能性蛋白尿		運動後、入浴後、発熱時
	体位性蛋白病		起立性、前彎性
病的蛋白尿	腎前性蛋白尿		溶血性貧血、横紋筋融解、骨髄腫（ベンス・ジョーンズ蛋白） 心不全、甲状腺機能亢進症、妊娠など
	腎性蛋白尿	糸球体性	糸球体腎炎、ネフローゼ症候群、腎硬化症、膠原病、アミロイド腎、妊娠高血圧症候群
		尿細管性	ファンコニ症候群、ロウ症候群、ウィルソン病、重クロム酸・水銀・カドミウム中毒、腎毒性薬剤による腎障害
	腎後性蛋白尿		尿管、膀胱、尿道の炎症・結石・腫瘍などによる尿路閉塞、尿逆流

病的蛋白尿は障害部位、腎前性・腎性・腎後性に分類される。

ン血症、血管内溶血による高ヘモグロビン血症）により血中に放出されると、腎尿細管における再吸収・異化機能を上回るため尿中に排泄される。このため、単一の蛋白の増加をきたすことが多い。

②**腎性**：糸球体性蛋白尿と尿細管性蛋白尿に分けられる。糸球体性蛋白尿は糸球体が一次的もしくは二次的に障害され、糸球体基底膜の機能である蛋白の選択的透過能が失われたことによりアルブミンを主体とした蛋白尿が出現する。臨床的に高頻度でみられ、蛋白排泄量も高値になることが多い。

一方、尿細管性蛋白尿は腎尿細管の障害により糸球体を濾過された蛋白が再吸収されないことから出現する。尿中には低分子蛋白尿（β_2ミクログロブリン、α_1ミクログロブリン）を認める。

③**腎後性**：腎盂〜膀胱・前立腺に至る尿路の出血・結石・腫

瘍に伴い出現する蛋白尿である。破綻性蛋白尿ともいわれる。

２）定性（試験紙）検査と注意点

・検出感度：10〜15 mg/dL

　主にアルブミンが検出され、グロブリン、ベンス・ジョーンズ蛋白などは検出できない。また、高度なアルカリ尿、殺菌消毒剤（クロルヘキシジン）では偽陽性を呈しやすい。

　蛋白尿が陽性の場合は、血液生化学検査、画像検査（腹部超音波検査、CT）を行い、腎前性・腎性・腎後性を鑑別する。腎性が疑われた場合は蓄尿を行い、１日あたりに排泄される蛋白尿を確認する。

g．ブドウ糖（尿糖）

１）尿糖陽性の病態生理

　腎臓に運ばれたブドウ糖（尿糖）は糸球体基底膜を自由に通過し、近位尿細管に至る。ここでほとんどすべての糖が再吸収される。この尿細管における最大吸収能がブドウ糖尿細管再吸収極量（Tubular maximum for Glucose；TmG）で 350 mg/分である。尿糖陽性の原因は腎前性・腎性の大きく２つに分類される（**表3**）。

　糖尿病などでは腎前性に血糖値が増加し、TmG を超えると尿糖が陽性となる。このときの血糖値は 170〜180 mg/dL である。このときの血中のブドウ糖濃度を腎閾値と呼ぶ。

　一方、原因が腎性の場合は尿細管障害により腎閾値が低下し、通常よりも低い血糖値で尿糖が陽性となる場合がある。また、妊娠では腎閾値の低下と糸球体濾過量の増加により尿糖が陽性となる。

11. 尿—般定性

表 3. 尿中尿糖陽性疾患

腎前性	■ 血中尿糖濃度の増加（約 180 mg/dL 以上） ・一次性、二次性糖尿病 　膵臓癌、膵臓炎、膵臓切除 ・内分泌疾患 　甲状腺機能亢進症、副腎機能亢進症 　下垂体機能亢進症、グルカゴノーマ ・胃切除 　ダンピング症候群 ・過食、絶食、中枢性疾患 ・生体ストレス
腎性	■ 尿細管における再吸収能の低下 ・先天性 　ウィルソン病、シスチン血症、ファンコニ症候群など ・尿細管障害 　間質性腎炎、重金属中毒（Cd、Hg）、薬物 ・腎閾値が低い、下がる 　小児、妊娠高血圧症候群

尿糖陽性の原因は腎前性・腎性の大きく 2 つに分類される。

２）定性（試験紙）検査と注意点

・検査感度：約 50〜100 mg/dL

　アスコルビン酸などの還元物質により偽陰性となる。また、ブドウ糖のみと反応するためにほかの糖質は検出されない。尿糖陽性は糖尿病の頻度が圧倒的に多い。尿糖が陽性となった場合はまず、血糖値とケトン体を確認すべきである。両方が陽性であった場合はケトーシスなどを鑑別に考え、血液生化学検査・動脈血液ガスを実施する。

　一方、血糖値が正常であった場合は、糖負荷試験を行い判断する。

h．ケトン体

●検出感度：5〜10 mg/dL

β-ヒドロキシ酪酸、アセト酢酸、アセトンを総称してケトン体と呼ぶ。これらは脂肪酸を原料に肝臓で産生される。健常状態ではブドウ糖が主たるエネルギー源となるため、ケトン体は血中・尿中から検出されない。一方、飢餓や下痢、糖尿病（インスリン欠乏や作用低下）では極端なエネルギー不足となりケトン体の合成が促進する。ケトン体は血中から腎臓を自由に通過して尿中に排泄されやすい。試験紙法の検出感度はケトン体（アセト酢酸）5〜10 mg/dL である。このため、糖尿病初期のケトーシス発見の手がかりとなることがある。また、小児では感染が引き金となり、嘔吐・下痢によりケトアシドーシスとなることがある。尿中ケトンが増加する病態を**表4**に示す。

表4．尿中ケトン体が増加する疾患

・コントロールが不十分な糖尿病
　　インスリン欠乏による生体内細胞の糖の不足
・食物（炭水化物）の摂取が不十分
　　下痢、嘔吐、絶食など
・脂肪の過食
・その他
　　ストレス、発熱など

飢餓や下痢、糖尿病（インスリン欠乏や作用低下）では極端なエネルギー不足となりケトン体の合成が促進する。

i．ウロビリノーゲン・ビリルビン

画像診断の発達により、肝胆道系の完全閉塞症例はほとんどみられなくなった。このため、臨床的有用性は限られている。尿中には直接ビリルビンのみが排泄されることから、ビリルビン尿は直接ビリルビンが増加する病態を示唆する。尿ウロビリノーゲンは肝機能検査の発達により、臨床的意義は薄れている。

11. 尿一般定性

ｊ．潜血

　血尿とは赤血球が混入する尿である。試験紙法は尿中に存在するヘモグロビンを化学的に検出する。その測定原理から、赤血球以外にミオグロビンでも陽性となる。血尿・ヘモグロビン尿・ミオグロビン尿の鑑別を表5に示す。ヘモグロビン尿を考えた場合は、原因精査のために血液生化学検査を追加し、ハプトグロビンの投与を行い、急性腎不全を予防する。また、ミオグロビン尿を考えた場合は、血液生化学検査でクレアチンキナーゼ（CK）、ミオグロビンを追加するとともに、容量負荷・尿のアルカリ化による排泄促進と、場合によっては血液浄化療法を考慮する。

表5．血尿・ヘモグロビン尿・ミオグロビン尿の鑑別法

		血尿	ヘモグロビン尿	ミオグロビン尿
外観	遠心前	赤褐色 混濁	赤褐色 透明	赤褐色 透明
	遠心後の 上清	淡黄色	赤褐色 透明	赤褐色 透明
潜血反応		陽性	陽性	陽性
尿沈渣鏡検		陽性	陰性	陰性
血漿の色調		黄色	赤色	黄色
硫安塩析濾液		―	無色 透明	赤褐色

１）血尿の成因

　血尿は凝固能障害、腎～前立腺までの尿路の腫瘍・炎症・異物・先天異常などさまざまな要因によって起きる（図3）。肉眼的血尿は尿1,000 mLに1 mLの血液（0.1%）で観察される。ご

145

くわずかな量の血液でも肉眼的血尿となる。**このため、血尿により貧血になることはほとんどない。**

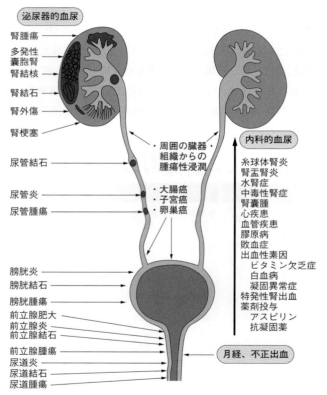

図3. 血尿の成因
凝固能障害、腎〜前立腺までの尿路の腫瘍・炎症・異物・先天異常などさまざまな要因によって起きる。
(河合 忠, 伊藤喜久, ほか：最新尿検査；その知識と病態の考え方. 第2版, p68, メディカル・ジャーナル社, 東京, 2016 による)

２）ヘモグロビン尿の成因

　腎前性にヘモグロビンが増加する病態でみられる。血管内溶血が起きると、放出されたヘモグロビンはすぐさまハプトグロビンと結合し処理される。しかし、急激な血管内溶血や持続する溶血でハプトグロビンが消費されると血中遊離ヘモグロビンは増加し、腎における再吸収能を上回りヘモグロビン尿となる。

３）ミオグロビン尿の成因

　ミオグロビンは心筋や骨格筋に存在する。これらの筋肉がなんらかの原因で傷害・壊死（横紋筋融解症・筋挫傷・心筋梗塞など）に至ると血中にミオグロビンが流れ込み、赤褐色（コーラ色）のヘモグロビン尿となる。

４）定性（試験紙）検査と注意点

- 検出感度：ヘモグロビン濃度 0.015〜0.062 mg/dL、非溶血赤血球 5〜20/μL

　ヘモグロビンのペルオキシダーゼ様作用を用いている。このため、尿中にアスコルビン酸（ビタミン C）、亜硝酸塩などの還元物質が混在していると偽陰性の原因となる。また、次亜塩素酸のような酸化剤、細菌のペルオキシダーゼにより偽陽性となることがある。

（宮本和幸）

12 心筋マーカー

ポイント

❶心筋マーカーは、心筋トロポニンT、心筋トロポニンI、心臓型脂肪酸結合蛋白（H-FABP）、クレアチンキナーゼ（CK）、CK-MB、心筋ミオシン軽鎖（MLC）、ミオグロビンがある。特異度は極めて低いが、急性心筋梗塞では白血球数、GOT、LDHも上昇する。

❷急性冠症候群（ACS）の急性期の診断は、自覚症状、心電図、心筋マーカー、心エコーの4つを柱にして診断する。

❸ACSにおいて、それぞれの心筋マーカーが有意な上昇を認める最短検出時間、ピークを示す時間、異常値が持続する時間には時間差がある（表1、図1）。

❹発症1〜2時間以内の超急性期において、特に心筋梗塞の傷害範囲が小さい場合にはどの心筋マーカーも有意な上昇を認めないことが多く、その場合には心筋マーカーに過度に頼ってはならない。2〜3時間後の再検査が有用なことがある。

表1. 各種心筋マーカーの特徴

	特異性	最短検出時間	ピーク時間（全例検出時間）	異常値持続時間（日）
トロポニンT、I	◎	2〜6	10〜16	10〜14
H-FABP	◎	1〜2	5〜12	1〜2
CK、CK-MB	○	3〜6	8〜12	3〜6
MLC	○	3〜6	24〜120	10〜14
ミオグロビン	△	1〜2	6〜12	1〜3

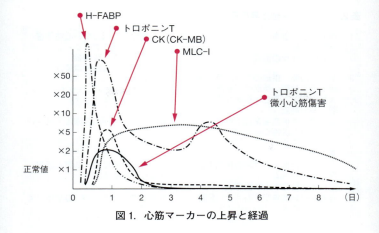

図 1. 心筋マーカーの上昇と経過

1・検査の意義

心筋マーカーは、胸痛疾患において急性冠症候群(acute coronary syndrome；ACS)の急性期の診断に用いられる。特に心筋トロポニンT・Iや心臓型脂肪酸結合蛋白(heart-type fatty acid-binding protein；H-FABP)は心筋特異性が高く、また迅速測定キットもあり救急の現場で多用されている。

2・測定により何がわかるか

a．心筋トロポニンT (表2、図2)

心筋の収縮に関与する蛋白のトロポニンは、C、T、Iのサブユニットからなり、TとIについてはH-FABPよりも心筋特異性が高い。急性心筋梗塞や不安定狭心症などACSの心筋壊死、心筋傷害をよく反映し、急性心筋梗塞においては感度、特異度共に90％以上とされる。ACSのガイドラインでは生化学

表 2. トロポニン値上昇の原因

1. 原発性心筋虚血 　　粥腫の破綻 　　冠動脈内血栓の形成	3. 心筋虚血に起因しない心筋傷害 　　心外傷、手術、アブレーション、 　　　ペーシング、除細動 　　心病変を伴う横紋筋融解症
2. 酸素の需要と供給のアンバランス 　　頻脈性不整脈、徐脈性不整脈 　　大動脈解離、重症大動脈弁疾患 　　肥大型心筋症 　　心原性、循環血液量低下性ショッ 　　　ク、敗血症性ショック 　　重症呼吸不全 　　重症貧血 　　左室肥大合併または非合併高血圧 　　冠動脈スパスム 　　冠動脈血栓症または血管炎 　　有意な冠動脈狭窄を有さない冠動 　　　脈内皮障害	心筋炎 　　心毒性作用(アントラサイクリン、 　　　トラスツズマブなど) 4. 多因性または原因の確定できない 　心筋傷害 　　心不全 　　たこつぼ型心筋症 　　重症肺血栓塞栓症、肺高血圧症 　　敗血症、重症疾患 　　腎不全 　　重篤な急性神経疾患(脳卒中、く 　　　も膜下出血など) 　　浸潤性疾患(アミロイドーシス、 　　　サルコイドーシス) 　　電気ショック療法

	(ng/mL)	[鑑別診断]
PPV 80%	10	超大梗塞、心筋炎
	1	大梗塞、心筋炎、たこつぼ型心筋症、肺血栓塞栓症、重症疾患など
PPV 50%	0.100	小梗塞、大梗塞の早期、心筋炎、たこつぼ型心筋症、肺血栓塞栓症、ショック、慢性心不全など
NPV 95%	0.050	微小梗塞、大梗塞の早期、心筋炎、肺血栓塞栓症、ショック、慢性心不全、高血圧緊急症など
	0.014　基準値	
NPV 98%	0.010	安定狭心症、慢性心不全、左室肥大、潜在性心疾患など
NPV 99%	0.005	健常者

図 2. 高感度トロポニン T 値の急性心筋梗塞に対する陽性予測値(PPV)と陰性予測値(NPV)

PPV：positive predictive value　NPV：negative predictive value

12. 心筋マーカー

的バイオマーカーとしてその測定を最も推奨している。心筋傷害の発症から 2〜6 時間で血中に増加する。トロポニン T は 95% 近くが筋原線維の構造蛋白として存在するが、残りは細胞質の可溶性分画のため早期に血中に流出する。このため 10〜16 時間後に 1 回目のピーク、90〜120 時間後に 2 回目のピークのある二峰性を示す。心筋傷害範囲が大きい場合には比較的早期から基準値以上の値を認める。血中濃度は心筋梗塞発症後約 1〜2 週間持続するため、時間が経過して CK が早期に正常化した後に、遡っての診断のために検査をする意味がある。冠動脈の再灌流による影響を受けにくく、その推移の積分値は心筋傷害量と相関する。ACS 以外の疾患についても心不全における潜在性あるいは軽微な心筋傷害の検出や予後予測マーカーとしての有用性が報告されている。

腎機能障害例では高値を示すことがあり、末期腎不全についてもその予後を示唆するものとされている。CK と異なり、筋肉注射や運動で増加することはない。

b．心筋トロポニン I

心筋トロポニン T と同じく、急性心筋梗塞や不安定狭心症など ACS の心筋壊死、心筋傷害を反映する。トロポニン I はほとんどが筋原線維の構造蛋白として存在するため二峰性は示さない。

c．心臓型脂肪酸結合蛋白（H-FABP）

心筋細胞の細胞質内に存在する可溶性蛋白であり、その血中濃度上昇は心筋壊死を反映する。ただし、腎臓、脳、骨格筋にも存在するため心筋特異性はトロポニンと比較するとやや低

い。その測定の利点は、筋原線維由来のトロポニン、CK-MB、MLC に比べ、細胞膜の心筋傷害の早い段階で血中への流出があるため、**発生後 1〜2 時間で血中濃度が上昇し、超早期に心筋梗塞の診断の一助になることである。**5〜12 時間でピークに達し、1〜2 日で正常化する。感度は CK-MB より高く陰性予測値も良好である。したがって発症して数時間を経ていてこの血中濃度が正常である場合は心筋傷害以外の疾患を考慮する。トロポニン T あるいはトロポニン I と同時に測定することで、ACS の診断率が高まるとされている。腎機能障害例では高値を示す。

d．CK（クレアチンキナーゼ）

血清 CK は心筋梗塞発症後 4〜8 時間で上昇し、2〜3 日で正常化する。24 時間でピークとなるが、血行再建などで冠動脈の再灌流があれば早期にピーク値となる。心筋特異性は低く、骨格筋疾患のほか、各種疾患で上昇する。CK／AST 比が 10 未満のときには心筋傷害が示唆される。

e．CK-MB

CK には MM、BB、MB の 3 種類のアイソザイムがある。心筋には MM と MB が存在する。骨格筋は主に MM であるが 1〜3%の MB があり、したがって**骨格筋の損傷では CK-MB／CK は 5%を超えないとされる。逆に 10%を超えるときは心筋傷害が示唆される。**また CK-MB は少量ではあるが、小腸、舌、子宮、前立腺にも存在しており、この点からもトロポニンと比べると心臓特異性にやや乏しい。

12. 心筋マーカー

f. 心筋ミオシン軽鎖(MLC)I

心筋の筋原線維に含まれる蛋白で、アクチンと相互に作用して筋肉の収縮を行っている。IおよびIIのサブユニットからなる。筋肉傷害により軽鎖が重鎖から分離し血中に流失する。MLCは骨格筋にも存在するものの、分子構造の違いがあり心筋特異性がある。急性心筋梗塞などの心筋傷害により発症3～6時間後に血中で上昇を認める。特徴的なことは**心筋傷害の発生後10～14日間異常値が持続するため、そのほかの心筋マーカーが正常化した時間経過した心筋梗塞についても診断の一助になる**ことである。ピーク値は2～5日後で、これについてもほかの心筋マーカーがピークになる時期よりも遅い。トロポニンと同様にその推移の積分値は心筋傷害量と相関し、予後予測の推定にも有用とされるが、最近は心筋梗塞の急性期に測定されることは少なくなっている。

横紋筋障害、腎機能障害で上昇する。

g. ミオグロビン

心筋および骨格筋の筋肉細胞内の細胞質に豊富に分布するヘム蛋白で、傷害の程度に応じて血中および尿中で検出される。細胞質由来であるので、心筋傷害が起きて1～2時間で血中濃度が上昇し始めるという点では、より早い段階で異常を検知できる心筋マーカーの1つである。

6～12時間でピークに達し、1～3日で正常化する。心筋傷害についてはCK-MBやトロポニンよりも感度は高く、陰性予測値にも優れるが、一方**骨格筋にも広く分布しているため心筋特異性の点では低い。**心筋梗塞の早期スクリーニングと否定診断には有用であるが、そのほかの心筋マーカーとの組み合わせで

診断する必要がある。速やかに尿中に排泄され赤褐色尿となり、尿中ミオグロビン値も上昇する。尿中ミオグロビンが高度に高い場合は、近位尿細管毒性のため腎機能の悪化をきたす。また腎機能低下例では血中濃度が高値を示す。

3・検査結果に応じて何を考えるか

　心筋トロポニンT、心筋トロポニンI、H-FABP、MLC、ミオグロビンはいずれも心筋傷害が考えられる疾患、すなわち急性心筋梗塞、不安定狭心症などのACSの診断、重症度評価、治療効果判定に有用である。<u>それぞれに最短検出時間、ピーク時間、異常値持続時間が異なるため、組み合わせて検査して総合的に判断することが必要になる。</u>

4・異常となるほかの疾患

　ACS以外にも、心疾患では心筋炎、心臓手術後において心筋マーカーは異常値を示す。
・心筋トロポニンTとI：虚血性の心筋傷害に比較的特異性は高いものの、拡張型や肥大型心筋症、たこつぼ型心筋症などの心筋疾患で異常値を認めることがある。また高齢男性、心臓疾患以外でも慢性腎臓病、肺血栓塞栓症、甲状腺機能低下症、くも膜下出血で基準値を超えた値を示すことがある。
・H-FABP：腎機能障害があれば高値を示し、また疾患としては大動脈解離、骨格筋障害をきたす膠原病などで異常値をとることがあり、トロポニンよりも特異性にはやや劣る。
・MLC：重症心不全でも上昇する例がある。また、腎機能障害があれば基準値を超えて上昇することがある。骨格筋障害でも高値を示すことがある。

12. 心筋マーカー

表 3. 情報収集・検査追加・鑑別診断

問診	• 簡潔かつ的確な病歴聴取 　…<u>胸部症状</u>、関連する徴候・症状、冠危険因子、急性大動脈解離・急性肺血栓塞栓症の可能性、出血性リスク、脳血管障害・狭心症・心筋梗塞・冠血行再建の既往
身体所見	• バイタルサイン(大動脈解離を疑う場合は四肢の血圧も) • 聴診…心音、心雑音、呼吸音(湿性ラ音の有無とその聴取範囲)、心膜摩擦音、血管雑音(頸動脈、腹部大動脈、大腿動脈) • 眼瞼所見…貧血 • 頸部所見…頸静脈怒張 • 腹部所見…圧痛、腹部大動脈瘤、肝腫大 • 下腿所見…浮腫 • 神経学的所見
心電図	• <u>12 誘導心電図</u>…T 波の先鋭・増高(Hyperacute T)、T 波の陰転化、R 波の減高、ST 上昇/低下、異常 Q 波 • 右側胸部誘導(V_4R 誘導)…右室梗塞の合併
採血	• <u>血液生化学検査</u> 　…<u>心筋マーカー</u>:心筋トロポニン、CK、CK-MB、ミオグロビン、H-FABP 　血算、生化学、電解質、凝固
心エコー	• 局所壁運動異常(左室壁運動、下壁梗塞の場合は右室壁運動も) • <u>左室機能</u> • <u>機械的合併症</u>…左室自由壁破裂(心膜液貯留、右室拡張期の虚脱)、心室中隔穿孔(シャント血流)、乳頭筋断裂(僧帽弁逆流) • 左室壁在血栓 • ほかの疾患との鑑別…急性大動脈解離(上行大動脈や腹部大動脈の intimal flap、大動脈弁逆流、心膜液貯留)、急性肺血栓塞栓症(右房および右室の拡大、左室の圧排像)、急性心膜炎(局所壁運動異常のない心膜液貯留)など
胸部 X 線写真	• 心陰影…拡大 • 肺野…肺うっ血、肺水腫、胸水 • 肋骨、胸膜、縦隔陰影

注) 下線を引いた項目は特に優先度の高いもの
(「循環器病の診断と治療に関するガイドライン」による)

155

5・次の一手

心筋マーカーは ACS をはじめとした胸痛疾患の診断に際して検査される。心筋マーカーが陽性であれば、緊急冠動脈造影や冠動脈インターベンションが引き続き行われる。

心筋マーカーが陰性のときには、

1. 多臓器疾患を含めて「胸痛をきたす疾患」の鑑別診断を行う。

2. ACS が否定できない場合には、それぞれの心筋マーカーが有意な上昇を認める最短検出時間を考慮して 2〜3 時間後に再検査を行う。

3. 心筋傷害範囲が小さい場合には心筋マーカーが有意な上昇を認めないことを考慮して、冠動脈造影などのより高次の検査を施行する。

(弘重壽一)

13 BNP

ポイント

❶ BNP および NT-proBNP は心不全に伴って上昇する指標であり、心不全を診断するマーカーとして有用である。

❷ 心不全の NYHA(New York Heart Association)分類に応じて血中濃度の上昇を認め、心不全の重症度を反映する(図1)。

❸ 心不全の原因として収縮不全、拡張不全を問わず心不全全般の指標となる。

❹ BNP、特に NT-proBNP は腎臓でのクリアランスの影響を受けて腎不全で上昇するので、検査データの評価には注意が必要である。

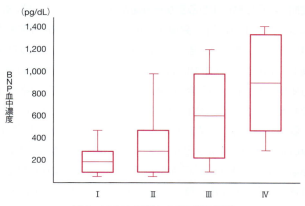

図1. NYHA 分類と BNP 値の相関

1・BNP および NT-proBNP とは

　BNP は、1983 年に発見された心房性ナトリウム（Na）利尿ペプチド（atrial natriuretic peptide；ANP）に引き続き、1988 年に発見された脳性 Na 利尿ペプチド（brain natriuretic peptide；BNP）、1990 年に発見された CNP（C-type natriuretic peptide）の、3 種類の Na 利尿ペプチドファミリーに属している。BNP は最初に脳から発見されたため「脳性」と名づけられたが、実際には主に心室から分泌され、体内体液恒常性を保つホルモンとしての役割を担っている。

　これらのファミリーペプチドは腎臓に作用して Na 利尿、血管平滑筋に作用して血管拡張作用、交感神経抑制、レニン・アンジオテンシン系抑制の共通する作用を有する。

　<u>ANP が主に心房から分泌され、心房を伸展させる体液貯留の病態、すなわち右房圧上昇の際に分泌が亢進されるのに対し、BNP は心筋の伸展刺激、左室拡張期容積増大、心室肥大、心臓虚血、心房細動により心室から分泌が亢進される。</u>分泌刺激によって、BNP 遺伝子の発現が亢進し、pre-proBNP が産生され、32 アミノ酸からなる C 末端の BNP と 76 アミノ酸の N 末端 NT-proBNP が血中に流出する。心不全や心筋傷害の際に分泌が亢進され、心不全の診断、病態把握については ANP よりも優るとされる。BNP の血中半減期は約 20 分と短い。

　脳性 Na 利尿ペプチド前駆体 N 端フラグメント（NT-proBNP）は上述したようにアミノ酸 76 基からなるペプチドである。BNP と同様に心不全や心筋傷害の際に心室から分泌が亢進される。心室筋の負荷により BNP 前駆体（pro-BNP）が合成されるが、pro-BNP は血中に放出されると N 末端側が生

理的活性のない NT-proBNP として切断される。BNP と同様に心不全の病態把握に有用とされる（**図 2**）。

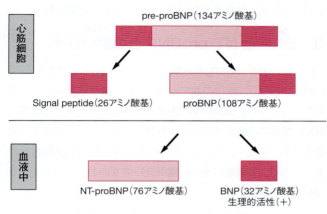

図 2. BNP/NT-proBNP の産生と分泌

（Moe GW：B-type natriuretic peptide in heart failure. Curr Opin Cardiol 21(3)：208-214, 2006 より改変）

2・実際の測定—どういうときに検査するか

　心不全の診断にあたっては高齢者の患者も多く、さまざまな合併症に修飾されて診断に苦慮することが多い。胸部 X 線や心エコーなどと組み合わせて心不全の診断および重症度判定をすることになるが、<u>BNP は心不全の簡便なマーカーとして利用される。</u>

　実際の臨床の場においては、呼吸困難を訴えて来院する患者が果たして心不全なのか、呼吸器疾患を含めて他疾患が主原因なのか迷うことにしばしば遭遇する。

BNP は救急外来での心不全診断、重症度判定、外来診療での治療効果の経過モニタリングとして測定される。<u>BNP は心不全の患者で重症度に応じて顕著に上昇する。心不全の原因として収縮不全、拡張不全を問わず心不全全般の指標となる。</u>

3・BNP と NT-proBNP との使い分け

NT-proBNP は血中半減期は 120 分と BNP と比較して長いが、一般には BNP の濃度とは平行し、ほぼ同等の診断的意義をもつ。<u>NT-proBNP は BNP と比較して測定までの時間、温度、溶血の影響が低いため、検体安定性が良好で測定上の安定性が高い。また、NT-proBNP は血清でも測定が可能である。</u>一方で、腎機能障害の影響を受けやすいという欠点がある（**表 1**）。

表 1. BNP と NT-proBNP の特徴

	BNP	NT-proBNP
分子量	約 3,500	約 8,500
ホルモン活性	＋	－
血中濃度 （基準値）	低い （18.4 pg/mL 以下）	高い （55 pg/mL 以下）
半減期	約 20 分	約 120 分
採血法	血漿	血清/血漿
測定安定性	やや低い	高い
排泄機序	クリアランスレセプター 分解酵素 腎排泄	腎排泄
腎機能の影響	＋	＋

4 ・検査結果で何を考えるか

a. 心不全の診断、心機能の把握（表2、3）

呼吸困難をきたす疾患のうち、心不全や体液貯留性疾患の診断が可能となる。

一般的には心不全の病態把握には ANP ではなく BNP/NT-proBNP が用いられる。その理由は ANP が心房圧や循環血液量の指標であるのに対し、BNP は心房圧や循環血液量を含め左室拡張末期圧や左室駆出率など総合的な心機能障害を反映するからである。BNP が 100 pg/mL 以上、NT-proBN が 400 pg/mL 以上の場合は積極的に心不全の病態を疑う。しかしながら、BNP、NT-proBNP は比較的基準値の幅が大きく、BNP が 100 pg/mL 未満、NT-proBNP が 400 pg/mL 未満の場合にはこれだけでは心不全と診断できず、そのほかの臨床所

表2. 基礎疾患診断のための検査

Class I	・末梢血、尿検査 ・血液生化学検査：肝機能、腎機能、糖（HbA1c）、脂質、尿酸、脂質 電解質（Na、K、Cl、P、Ca、Mg） ・内分泌学的検査：甲状腺刺激ホルモン ・動脈血酸素飽和度 ・胸部 X 線写真（2 方向）
Class IIa	・睡眠時無呼吸の診断目的の検査 ・膠原病、アミロイドーシス、ヘモクロマトーシス、褐色細胞腫が疑われる症例での診断目的の検査
Class IIb	・エコーなどによる腎動脈狭窄の非侵襲的診断：説明のつかない症例
Class III	・心不全例における神経体液因子のルーチン測定（血漿 BNP 濃度、NT-proBNP 濃度を除く）

（日本循環器学会，ほか：慢性心不全治療ガイドライン；2010 年改訂版. 循環器病の診断と治療に関するガイドライン，2013 による）

表 3. 心疾患診断・評価のための検査

Class I	・安静時心電図 ・経胸壁心エコー・ドプラ法 ・心臓核医学検査 ・心プールシンチグラム：心エコー法による左室機能評価が不十分な症例 ・冠動脈造影検査：狭心症や虚血性心疾患のある症例 ・脳性（B 型）Na 利尿ペプチド（BNP と NTproBNP）：心不全診断が確定していない緊急例や心不全の重症度評価目的
Class IIa	・負荷心エコー法：冠動脈疾患があるが狭心症のない症例 ・負荷心筋シンチグラム：冠動脈疾患があるが狭心症のない症例 ・冠動脈造影検査：胸痛・冠動脈疾患あるいはその疑いのある症例 ・最大運動負荷試験：心臓移植またはその他の先進医療の候補となる高リスク症例、および心不全により身体活動が制限されているかどうか不明な症例 ・ホルター心電図：陳旧性心筋梗塞があり、心室性頻拍などの不整脈が疑われる患者 ・負荷心エコー法：左室機能低下のある症例 ・負荷心筋シンチグラム：左室機能低下のある症例
Class IIb	・心内膜心筋生検：確定診断に至っていない、心筋生検の結果が治療に影響を与えうる症例
Class III	・心臓カテーテル検査：血行再建術、弁置換術、心移植の対象にならない症例 ・慢性心不全患者全体に対してルーチンに行う心内膜心筋生検

（日本循環器学会，ほか：慢性心不全治療ガイドライン；2010 年改訂版．循環器病の診断と治療に関するガイドライン，2013 による）

見や検査と併せて考える必要がある。<u>正常範囲であるときの陰性的中率は高く、心不全の可能性は非常に低いため心不全以外の病態を考慮することになる</u>（図 3）。

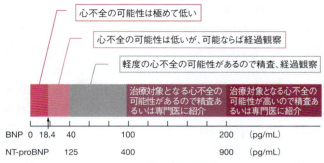

図 3. BNP、NT-proBNP 値の心不全診断へのカットオフ値
(日本心不全学会予防委員会:血中 BNP や NT-proBNP 値を用いた心不全診療の留意点について. 日本心不全学会, 東京, 2013 による)

b．心不全の重症度の把握

心不全の NYHA 分類に応じて血中濃度の上昇を認め、心不全の重症度を反映する。

c．心不全の予後判定

重症度を反映するため、予後の推定にも有用である。退院後あるいは外来通院中の心事故の発生率との相関、IL-6 と併せて採血することでさらに予後予測をする研究がある。

d．心不全治療のモニター

諸循環器系治療薬による心不全の改善経過を、経時的な採血を行うことで判断することができる。

5・異常となる疾患―測定結果に影響する因子

健常人において、年齢(高齢者)、性(女性で高値)、食塩過剰、

運動負荷、輸液負荷、BMI 低値、姿勢変化で軽度に上昇する。

BNP、特に NT-proBNP は腎臓でのクリアランスの影響を受けて腎不全で上昇する。**心不全に腎機能低下を伴う患者のBNPの上昇については患者の総合的な評価が必要になる。**BNP/NT-proBNP の血中濃度が高い腎機能障害を伴う患者については、腎クリアランスの問題だけでなく、腎不全に合併する虚血性心疾患の存在がある場合や、腎不全による心臓への圧・容量負荷を考慮する。

6・検査結果を次にどう役立てるか

心不全の診断にあたっては、自覚症状、病歴、既往歴、身体所見、心電図、胸部 X 線、血液・尿検査（肝機能・腎機能を含めた）の一般諸検査に加え、BNP/NT-proBNP の採血を行う。

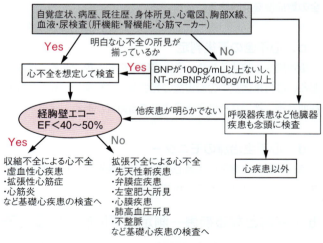

図 4. BNP ないし NT-proBNP をめぐる心不全の診断

虚血性心疾患が疑われる場合は心筋から逸脱する心筋マーカーを同時に測定する。

1. BNP が 100 pg/mL 以上、NT-proBNP が 400 pg/mL 以上のときは心不全を想定して検査を進める。

2. BNP が 100 pg/mL 未満、NT-proBNP が 400 pg/mL 未満のときは呼吸器疾患など他臓器疾患を念頭においた検査を進める。

　心不全を想定した追加検査として、経胸壁心エコー・ドプラ法をまず行う（**図 4**）。

（弘重壽一）

14 D-ダイマー/FDP

ポイント

❶亢進時は血栓形成・溶解➡線溶亢進状態である。

❷さまざまな検査が存在し差異はあるが、概ね>500 ng/mL が陽性基準。

❸<u>感度が高く（80〜95％）、**特異度の低い（40〜68％）検査である。**</u>

❹人体では凝固線溶は常に存在しており、基準値が0になることはない。

❺血栓症の除外診断に有用である。

Key point

- **D-ダイマー/FDP の亢進は何を意味している？**
- ・身体のどこかで**血栓形成**、そして血栓溶解が起こっていることを反映。
- ・すなわち**線溶亢進状態**を疑う。
- ・先行する FDP の亢進は血栓の存在を示唆し、血栓傾向をさらに認める疾患では D-ダイマーが続き亢進する可能性が高いことを示唆する。
- ・D-ダイマー単独では二次線溶系の亢進を示唆している。
- **D-ダイマー/FDP 低値は何を意味している？**
- ・血栓の存在がほぼ否定できる。
- ・深部静脈血栓症の除外診断に有用。
- **D-ダイマー/FDP の測定の意義**
- ・播種性血管内凝固症候群（DIC）などの血栓症の診断、血

栓溶解治療の効果判定や除外診断の際の指標となる。
- 診断や治療効果判定のあくまで補助として使用。
- 劇症肝炎や肝硬変などの際には肝臓での FDP 処理能力低下を認め高値になる傾向にある。

1・凝固と線溶

　出血や血管の破綻が起こると、まず血小板が血管内皮に粘着、凝集し血小板血栓が形成される（一次止血栓）。これに引き続き血液凝固因子の活性化によりフィブリノゲンよりフィブリン網が形成され強固なフィブリン血栓となる（二次止血栓）。

　一方で血管内にフィブリン血栓が長時間存在すると血流障害が起こるため、凝固の活性化とともに線維素溶解現象（線溶）も活性化される。すなわちフィブリンやフィブリノゲンの溶解酵素であるプラスミンがフィブリン血栓の溶解を開始する（図1）。

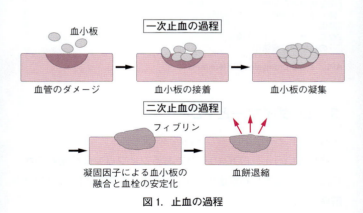

図1. 止血の過程

2 ・一次線溶と二次線溶

・一次線溶とは凝固の活性化なしに線溶のみが活性化され、凝固する前のフィブリノゲンが溶解しフィブリノゲン分解産物が生成される現象（表1）。

・二次線溶とは凝固後に生じる**プラスミン**によるフィブリンの溶解現象で、フィブリン分解産物が生成される←こちらが一般的な現象（図2）。

表1. 一次線溶が亢進する疾患と FDP/D-ダイマーの測定値が乖離することが多い疾患

一次線溶が亢進する疾患	FDP/D-ダイマーの測定値が乖離することが多い疾患（FDP＞＞D-ダイマー）
APL などの白血病 ショック 大手術後 肝硬変 妊娠高血圧症候群 APL からの DIC 常位胎盤早期剥離 体外循環使用時 熱傷 ウロキナーゼ、t-PA などの血栓溶解療法中	APL、その他の造血器腫瘍 骨髄癌腫症 前立腺癌などの u-PA 産生性固形癌 各種固形癌の遠隔・全身転移 血栓溶解療法中（t-PA、u-PA） 第 13 因子欠乏症（理論上は起こりうるが十分なデータがない）

APL：acute promyelocytic leukemia

3 ・D-ダイマーと FDP

• D-ダイマーは FDP の一部である

詳しくいうと、FDP の一部であるフィブリン分解産物のさらに一部分にあたる安定化フィブリン（フィブリン重合体）の分解産物である。

・FDP とは Fibrin/Fibrinogen Degradation Products（フィ

14. D-ダイマー/FDP

ブリン/フィブリノゲン分解物)のことを指し、フィブリンおよびフィブリノゲンの分解産物の総称である(**図2〜3、表2**)。

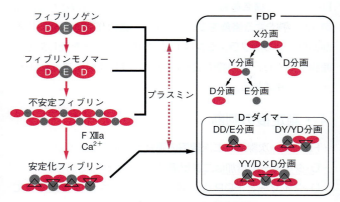

図2. D-ダイマー/FDP の産生過程

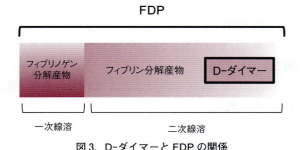

図3. D-ダイマーと FDP の関係

表2. D-ダイマーカットオフ値

- 500 ng/mL(ELISA)
- FDP 含め国際標準物質はない

• なぜ D-D ダイマーともいわれる？

　モノマーのフィブリンは D 分画と E 分画から D-E-D という構造をもち、ポリマーとなり……D-E-D-D-E-D-D-E-D-D……という構造をもつ。プラスミンによって分解される際に第 13 因子による修飾を受け D-D 間の結合が強固となることがあり、その際プラスミンは D-D 分画と E 分画を残した分解産物をつくり、この際の D-D 分画より D-D ダイマー＝D-ダイマーと呼ばれる。

4・測定後の判断

・<u>FDP は一次線溶と二次線溶の両者を反映</u>している。

・<u>D-ダイマーの増加は二次線溶の亢進を反映</u>している。

・D-ダイマーと FDP の上昇は相関する（共にプラスミンによって分解されるため）。

・FDP の上昇がより著しければ、一次線溶の亢進を考慮し、D-ダイマーも同様に上昇していれば二次線溶の亢進を示し、線溶系の鑑別を行う。

・DIC の際には凝固亢進型か線溶亢進型かの判断基準となる（**表 3**）。

・追加項目として TAT、PIC、PAI-1 も有用だが、簡便さと迅速性に劣る（**表 4**）。

・血栓症や DIC、血栓溶解療法において治療の経過や効果を知ることができる（90 頁**表 1** 参照）。

170

14. D-ダイマー/FDP

表 3. DIC での FDP/D ダイマー測定の意義

FDP は増加するが、 D-ダイマーはあまり増加しない	D-ダイマー中心に FDP もともに増加
一次線溶タイプ 線溶亢進が有意 出血傾向の強いタイプ 代表疾患：APL/AML	二次線溶タイプ 凝固亢進し血栓形成が有意 多臓器不全を引き起こす 代表疾患：敗血症/DIC

APL/AML：acute promyelocytic leukemia/acute myelogenous leukemia
DIC：disseminated intravascular coagulation

表 4. DIC 診断に関連するそのほかの検査と意義（新基準より）

検査項目	意義
プラスミン-α_2プラスミンインヒビター複合体（PIC）	高値であるほど線溶活性化が高度である
α_2プラスミンインヒビター（α_2PI）	線溶活性化に伴い消費性に低下する。ただし、肝不全のみでも低下し、急性炎症性疾患では上昇する
プロテイン C（PC）	低値例は予後不良である。ただし、ビタミンK 欠乏や肝不全のみでも低下する
プラスミノゲンアクチベータインヒビター-1（PAI-1）	感染症型 DIC での高値例は予後不良である
HMGB-1	高値例は予後不良である
e-XDP	感染症型 DIC で低値例あるいは著増例は、いずれも予後不良である

5・異常値を示す疾患

・図 4、表 5、6 参照。

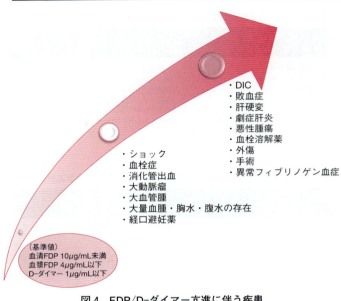

図4. FDP/D-ダイマー亢進に伴う疾患

表5. D-ダイマー亢進により疑う疾患

- 播種性血管内凝固症候群(DIC)/敗血症
- 深部静脈血栓症(DVT)/肺血栓塞栓症(PE)
- その他の血栓症(心筋梗塞、脳梗塞など)
- 出血・血腫の再吸収(巨大血腫、腹腔内/消化管出血など)
- 外傷・熱傷
- 悪性腫瘍(白血病など)
- 肝硬変症・劇症肝炎
- 腹水・胸水の貯留
- 手術・移植後
- 産科疾患(妊娠、常位胎盤早期剥離、子癇)
- 血管病変(大動脈瘤・心室瘤、閉塞性動脈硬化症、血管炎など)
- 炎症性疾患(感染症、ショック)
- 急性膵炎
- 溶血性尿毒症症候群(HUS)、血栓性血小板減少性紫斑病(TTP)
- 血栓溶解療法(ウロキナーゼや t-PA の投与)
- 激しい運動
- 蛇毒
- 血液凝固亢進状態、α_2PI 欠乏症、カッサバッハメリット症候群　など

14. D-ダイマー/FDP

表6. DIC の発現しやすい疾患

```
 1. 急性前骨髄球性白血病 65.0%（93/143）
 2. 劇症肝炎 34.8%（16/46）
 3. 常位胎盤早期剥離 31.3%（20/64）
 4. ウィルムス腫瘍 30.0%（3/10）
 5. 急性呼吸促迫症候群（ARDS）25.0%（17/68）
 6. 慢性骨髄性白血病の急性転化 22.8%（26/114）
 7. 敗血症 20.0%（131/654）
 8. 急性リンパ性白血病 17.9%（74/413）
 9. 成人T細胞性白血病 16.9%（10/59）
10. 急性骨髄単球性白血病 16.9%（14/83）
```

カッコ内は（発症数/患者総数）。
（特定疾患血液凝固異常症調査研究班平成4年による）

6・偽陽性となる場合

・D-ダイマーはラテックス測定法やEIAでは高IgM血症、リウマチ因子、高γグロブリン血症、Human Anti-Mouse Antibody（HAMA）偽陽性者などでは偽陽性となることがある。

・FDPはラテックス測定法ではリウマチ因子で偽陽性となることがある。また異常フィブリノゲンや抗凝固薬の使用により残存フィブリノゲンがFDPとして測定され偽高値となることもある。

・基本的なことだが、採血時の検体処理で凝固を起こさないように注意する。

＊ラテックス測定法：ラテックスの粒子にFDPが反応する物質を結合させ、血液を入れるとFDPが集まり塊をつくる反応（ラテックス凝集反応）で測定する。

7・問題点

- さまざまな測定法が存在し基準値の違うことに注意する。
- 重篤な患者が多い ICU などで D-ダイマーが上昇していることが多く、診断の手段としての意味合いは低いことより、その推移に注意する。
- 深部静脈血栓症(deep vein thrombosis；DVT)、肺血栓塞栓症(pulmonary embolism；PE)における陽性予測値と特異度は低い➡さらなる検索を(図 5 参照)。
- 劇症肝炎や肝硬変などの際には肝臓での FDP 処理能力低下を認め高値になる傾向にある。
- ウロキナーゼ治療投与時には FDP は高値になるが、D-ダイマーは変化が少ない。
- 健康保険の適応はなく、検査時には注意する。

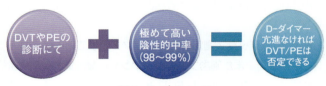

図5. D-ダイマーは
陽性的中率は低く、D-ダイマー高値でも DVT/PE とはいえない。

8・Get the Knock

- D-ダイマー定量法の陰性予測値は高く、臨床的に可能性が低い症例や非侵襲的検査で異常所見がない際には DVT の診断を除外できる。
- D-ダイマー陰性で検査前確率が低い際には PE はほとんど完全に否定できる。

14. D-ダイマー/FDP

表7. FDP/D-ダイマー比

病型	FDP/D-ダイマー比	症状	代表疾患
線溶抑制型 （凝固優位型）		臨床症状	敗血症
線溶均衡型	上昇		固形癌
線溶亢進型		出血症状	急性前骨髄性白血病 大動脈瘤

表8. 肺塞栓の診断ツール

Well's criteria	
・DVT の臨床症状（下肢の腫脹、深部静脈の圧痛）	3.0
・PE 以外の診断は考えにくい	3.0
・心拍数＞100/分	1.5
・4 週以内の手術/3 日以上の長期臥床	1.5
・DVT もしくは PE の既往	1.5
・喀血	1.0
・悪性疾患	1.0
（その他のリスク：タバコ、肥満、避妊ピル）	

PE の可能性低い（≦4）
　　D ダイマー陰性 ──────→ 治療不要
　　D ダイマー陽性 ──┐　　　　　　┌→ PE なし：治療不要
PE の可能性高い（＞4）──┴→ 造影 CT ─┴→ PE あり：治療

・DVT 時の感度・特異度を上げるにはカットオフ値を年齢×
10 µg/dL とする。これは年齢によりカットオフ値を変える
ことで感度を 97%と維持したまま特異度を上げうると示唆
された。

・FDP/D-ダイマー比にてある程度の DIC のタイプが判断が
つけられる（**表7**）。

・PE の診断 criteria にも有用である（**表8**）。

（門馬秀介）

15 髄液一般

> **ポイント**
> ❶髄液採取のタイミングを身につけよう。
> ❷腰椎穿刺の手技をマスターしよう。
> ❸髄液検査所見を理解しよう。
> ❹髄液検査所見を踏まえた抗菌薬の選択と評価をしよう。

1・目的

- 髄膜炎の診断
- くも膜下出血の診断
- そのほか、頭蓋内疾患に対する評価

　脳脊髄液（髄液）は、脊髄くも膜下腔を絶えず循環している。そのため髄液を採取し、性状を評価することは、髄膜炎・くも膜下出血をはじめとして多くの神経疾患に対する判断の一助となる。

　実際の臨床現場では、髄膜炎の診断または、画像評価では診断困難なくも膜下出血の診断および水頭症に対する短絡術の適応の決定などが主な目的である。特に髄膜炎では、診断にとどまらず起因菌同定も可能であり必須の検査といえる。

2・実際の測定手順

a．検査のタイミング

- 髄膜炎を疑ったとき
- くも膜下出血に対し頭部 CT・MRI などの画像検査で明

らかではなく、頭蓋内圧の亢進を示唆する所見を認めない場合

熱源が不明な発熱に対し腰椎穿刺を行うことは通常の採血と比較し手技が煩雑であり躊躇することがある。しかしながら、**髄膜炎は重篤な経過をとる可能性**も考えられ、可能な限り迅速な診断および治療が必要となる。そのため、熱源が不明であり、頭蓋内疾患の既往または併存および髄膜刺激症状を認めた場合は躊躇せずに行う。

くも膜下出血に対しては、現在は画像技術の進歩や多くの施設で検査時間の短縮化も進んでおり、画像診断が可能な場合がほとんどであるが、画像検査のみでは判断困難な症例も存在する。特に**時間の経過したくも膜下出血の場合は、画像検査での感度は低下**する。そのため、実際にくも膜下腔を還流する髄液を採取し性状を確認することがあるが、この場合は注意が必要である。くも膜下出血により急性水頭症を呈している場合やそのほかなんらかの因子により**頭蓋内圧が亢進している場合は、腰椎からの安易な髄液採取により脳ヘルニアを惹起**する。そのため、頭蓋内圧亢進症状が示唆される症例では禁忌である。

また、腰椎穿刺そのものの禁忌事項は播種性血管内凝固症候群（DIC）・抗凝固薬内服・血小板減少である。

b．測定法

髄液採取を行う場合、一般的には腰椎穿刺を施行する。

1）穿刺部位の決定

まずは被検者を側臥位とする。続いて、目線は臍部へ向くよう頭部を屈曲させ膝を抱えるように指示し、可能な限り椎間を開くように**背部を丸くするような体位**をとる（**図 1**）。

ヤコビー線(両側腸骨稜の最上端を結んだ線)を基準とし、ヤコビー線上に触れる棘突起がL4(腰椎第4)棘突起である。L4/5間を用手的に確認する(**図2**)。

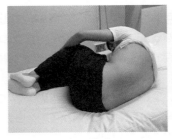
図1. 体位

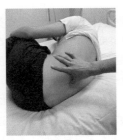
図2. 穿刺部位の決定

2) 消毒・ドレーピング

消毒範囲は上下2椎体ずつ含め十分広く消毒する。続いて、清潔手袋を装着し穴あきドレープにてドレーピングを行う(**図3、4**)。

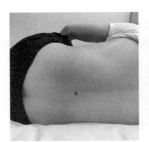
図3. マーキング

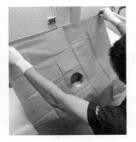
図4. ドレーピング

3) 穿刺(図5)

局所麻酔下にL4/5間の中心に通常21〜23Gの穿刺針(**図6**)

を使用し、**硬膜を貫く感覚をイメージ**しながらこまめに内筒を抜き髄液の back flow を確認し、ゆっくり穿刺する(**図7**)。

穿刺途中で骨にあたったり、十分進めたが髄液の back flow を認めない場合には角度を調節する。それでも髄液を引けない場合には上下1椎体ずらして再度同様の手技で行う。

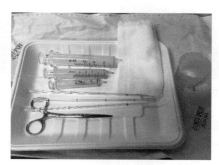

図5. 腰椎穿刺セット

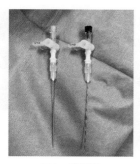
図6. 穿刺針

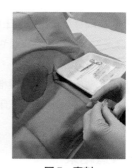
図7. 穿刺

4) 髄液圧測定

髄液の back flow(**図8**)を認めたら穿刺はそれ以上進めず、

まずは髄液圧（初圧）を測定する（図9）。

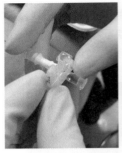
図8. 髄液のback flow

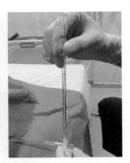
図9. 圧測定シリンダー

5）髄液採取

滅菌スピッツ2本を清潔で用意し、髄液をそれぞれ2ccずつ採取し、一般用・培養用として提出する。

6）抜去

髄液を採取した後、髄液圧（終圧）を測定し、内筒を戻し速やかに抜去する（図10）。

以上、一連の手順を行い腰椎穿刺終了後は1時間程度安静臥床とする。

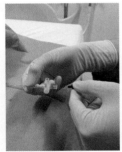
図10. 抜去

3・検査結果

検査結果に対する評価について以下に項目ごとに説明する。
また、髄液一般検査の正常値（**表1**）および髄膜炎の主な原因による髄液検査所見（**表2**）を示す。

a．髄液圧（正常値：50〜180 mmH₂O）

・上昇：炎症性疾患および水頭症の多くで上昇する。

・低下：低髄液圧症候群（脳脊髄液減少症・髄液漏）

b．外観（正常：無色透明）

・膿性：感染性髄膜炎

・キサントクロミー：亜急性期出血・くも膜下出血

・血性：急性期出血・くも膜下出血

c．細胞数（正常値：5個/mm³以下）

　血球成分や免疫細胞の数であり、正常ではほとんど増加しない。増加していれば感染または悪性腫瘍を疑う。

表1．髄液一般検査の正常値

	正常値
髄液圧	50〜180 mmH₂O
外観	無色透明
細胞数	5個/mm³
糖	40〜70 mg/dL
蛋白	15〜50 mg/dL（腰椎穿刺時）
Cl	116〜122 mEq/L
Na	137〜145 mEq/L
K	2.7〜3.9 mEq/L
IgG	0.9〜5.7 mg/dL
IgG index	0.29〜0.59
oligoclonal band	検出されない
アンモニア	25〜80 µg/dL

表2. 髄膜炎の原因による髄液検査所見

	髄液圧	外観	細胞数	細胞分画	蛋白質	糖	塩素	トリプトファン反応
細菌性髄膜炎	↑↑↑	膿性混濁	↑↑↑ (1,000以上)	多形核球	↑↑	↓↓	↓↓	++
ウイルス性髄膜炎	↑	無色透明	↑〜↑↑	単核球	↑	±	±	なし
結核性髄膜炎	↑↑	無色透明、日光微塵	↑↑↑ (200〜500)	単核球	↑↑	↓↓	↓↓	++
日本脳炎	↑	無色透明に微塵黄染	↑	急性期：多形核、その後リンパ球	↑	±〜↑	±	−
くも膜下出血	↑↑↑	初期血性、後期黄染	↑	単核球	↑↑↑	↓	−	+
脳膿瘍	↑↑	黄色透明	↑	単核球	±〜↑	±〜↓	±	−
脊柱管腔閉塞	↓	黄色透明	↑〜↑↑↑	単核球	↑↑↑	±	±〜↓	−
脳脊髄梅毒	↑	無色透明	↑	単核球	↑	±	±	−
多発性硬化症	±	無色透明	0〜↑	単核球	±〜↑	±	±	−
神経ベーチェット病	〜	無色透明	10〜200	多形核球	↑	±	±	−

d．蛋白（正常値：15〜50 mg/dL）

　正常では、アルブミンなどの血漿蛋白成分がほとんどであるが、感染症・悪性腫瘍・出血性病変では増加する。

e．糖（正常値：40〜70 mg/dL）

　感染性病変・悪性腫瘍では糖の利用により減少する。

f．Cl(116〜122 mEq/L)

蛋白上昇により電位平衡によって低下する。

4・髄液検査の臨床への応用

・髄膜炎に対しては推定菌に応じて抗生剤の選択や対症療法を
行う。
・腫瘍性病変を示唆する場合は全身検索を行う。
・くも膜下出血に対しては当該科への連絡とともに脳血管評価
へ移行する。

　髄膜炎に対しては図11に示したように原因により治療法は
異なる。細菌性であればガイドラインに従い抗生剤を選択し、
ウイルス性であれば基本は対症療法となる。悪性腫瘍を示唆す
る場合は腫瘍マーカーや画像による全身検索を行い、くも膜下
出血など脳血管障害を示唆した場合は脳神経外科へのコンサル
トとともに 3D-CTA などの画像検査にて脳血管障害の検索を
行う。

5・髄膜炎に対する治療の評価

・細菌性髄膜炎では、培養結果が判明したら病状を考慮し適切
な抗生剤へ変更する。
・抗生剤の投与開始後は定期的に血液検査(血算・生化学検査)
によりフォローを行い、病状の改善をみて髄液検査での確認
を行う。
・病状が悪化する場合は抗生剤の無効と判断せず再度原因検索
を行う。

　外科的手技・外傷の既往や髄液培養検査での原因菌の推定が
できなかった場合はカルバペネムやバンコマイシンなどの広域

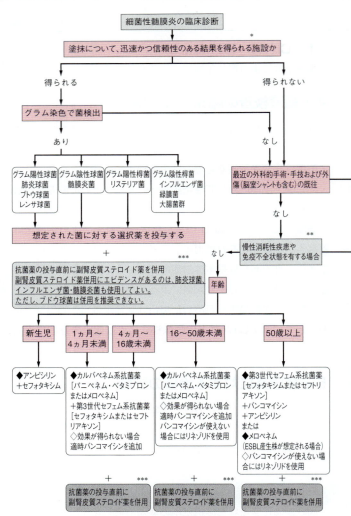

図 11. 髄膜炎治療アルゴリズム

*：グラム染色の結果は、それを判定する者の経験や手技的な要因および検体の取り扱い状況に大きく依存する。つまり、迅速かつ信頼性のある結果が十分に確立できない場合には、フローチャートの「得られない」を選択して治療を開始する。なお、グラム染色の結果に基づいて治療を開始し、臨床症状および髄液所見から効果不十分と判断された場合には、フローチャートの「得られない」を選択し直し、治療を変更する（培養および感受性結果が得られるまで）。

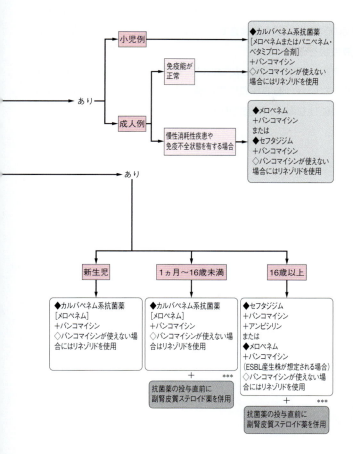

**：慢性消耗性疾患や免疫不全状態を有する患者：糖尿病、アルコール中毒、摘脾後、悪性腫瘍術後、担癌状態、慢性腎不全、重篤な肝障害、心血管疾患、抗がん剤や免疫抑制薬の服用中、放射線療法中、先天性および後天性免疫不全症候群の患者。

***：副腎皮質ステロイド薬の併用の投与方法：新生児を除く乳幼児・学童および成人の副腎皮質ステロイド薬の併用を推奨する。基本的には、抗菌薬の投与の 10～20 分前に、デキサメタゾンを 0.15 mg/kg・6 時間ごと(体重 60 kg の場合、デキサメタゾン 36 mg/日)、小児では 2～4 日間、成人では 4 日間投与する。ただし、新生児および頭部外傷や外科的侵襲に併発した細菌性髄膜炎では、副腎皮質ステロイド薬の投与は推奨しない。

スペクトルの抗生剤の使用が容認されるが、培養検査で菌種や薬剤感受性が判明したら**速やかに適切な抗生剤へ変更**する。

抗生剤投与後は、定期的に血液検査で経過を観察し、全身状態の改善および血液検査での沈静化を確認し、髄液検査での髄液性状を確認する。

また、状態が悪化した場合は、抗生剤である可能性も否定はできないが、髄液採取時の皮膚表在菌などの contamination の可能性も高く、再度原因検索を行うべきである。

（朝見正宏）

16 感染症迅速診断（免疫学的手法）

> **ポイント**
> ❶感染症の特徴を知る。
> ❷用いる検体は何かを知る。
> ❸検査の原理を理解する。
> ❹臨床にどう応用するか理解する。

■はじめに

　感染症の診断で迅速性が求められるのは、重症化したり、流行する可能性のある感染症を早期に適切に診断、治療するためである。感染症は治療が適切に行われると治癒をもたらすが、不適切な治療や治療の時期が遅れると感染が拡大したり、効果が得られないことがある。今回は、外来や救急診療の場でよく用いられる代表的な迅速診断検査について、特にどのようなときに用いるかを記載する。

　迅速診断は鼻汁、咽頭粘液、尿そして血液を用いる。

1・インフルエンザ

　主に冬季の流行期に、感冒症状があり、発熱のみならず関節痛などの全身症状を伴う場合にはインフルエンザを疑い、迅速検査を実施する（**図1**）。発症早期は感度が低くなるため、症状からインフルエンザを強く疑う場合は、時間を空けて再検を行う場合もある。インフルエンザが陽性なら抗インフルエンザ薬を処方する。発症早期の抗インフルエンザ薬投与が予後に影響することは、H1N1パンデミックで日本での死亡率が低かった

ことで、世界中に注目された。重症化する要素としてはインフルエンザ肺炎のみならず、インフルエンザと細菌性肺炎の合併、インフルエンザ感染後に発症する細菌性肺炎、稀に侵襲性肺アスペルギルス症などがある。特に高リスク群(65歳以上の高齢者、養護老人ホーム入居者、慢性肺疾患や心疾患を有する場合、糖尿病、腎疾患、免疫不全を有する場合など)では注意を要する。高齢者のインフルエンザワクチン接種は肺炎球菌ワクチンとともに推奨される。同時に小児や学童にワクチンを普及させることも高齢者への感染を少なくすることにつながる。

a．鼻汁中インフルエンザ検査(図1)

1) 目的
　鼻腔ぬぐい液、咽頭ぬぐい液、鼻腔吸引液または鼻かみ液中のA型およびB型インフルエンザウイルス抗原の検出。

2) 原理
　酵素免疫測定法を原理としたイムノクロマトグラフ法。インフルエンザA型とB型を短時間で鑑別でき、感度は75〜100%で特異度は95〜100%である。

3) 問題点
　ある程度正確にインフルエンザの検査結果が出るようになるのは、発熱などの症状が出てきてから6時間以降、併せて検体採取を確実に行うことは極めて重要である。

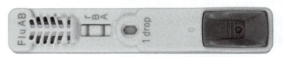

図1．エスプライン インフルエンザ A & B-N
(提供：富士レビオ)

16. 感染症迅速診断（免疫学的手法）

2・A群β溶連菌感染症

　子どもが中心だが大人も感染する。咽頭痛、発熱、子どもでは腹痛が初めに出ることもある。瘙痒感を伴う発疹が出ることもある。喉を見ると真っ赤になっていることが多い。家族や近くでの流行の有無を聞くことが大切である。大人で罹ると怖いのは人食いバクテリアともいわれる劇症型溶連菌感染症で、救急の現場では注意しなければいけない。発熱後、急激に具合が悪くなり、四肢の痛みや腫れ、発赤、壊死を起こすこともある。丹毒という病名もあり、皮膚の溶連菌感染症で皮膚が赤く腫れ上がり痛みや発熱を伴う。この場合も咽頭の所見を見ることが大切である。咽頭の所見は燃えるような赤い喉、喉に出血斑を伴うことがある。小児に多い疾患であるので成人診療を行っているものは心がけて診療を行う必要がある。疑わしいときは咽頭ぬぐい液を採取して迅速診断を行う（**図2**）。

　治療はペニシリン系が主体となる。10日間ぐらい飲むのがよいとされる。セフェム系で5日間から1週間飲む方法もある。通常、耐性はないとされる。早期に治療を開始することが大切である。

a．咽頭粘液検査（図2）
1）検査
　咽頭のぬぐい液を用いる。
・具体的な方法：付属の綿棒で咽頭後部、扁桃、そのほかの炎症部分を擦って咽頭粘液を採取する。試薬の入ったスクイーズチューブに浸し絞り出す。

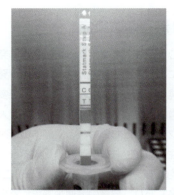

図2. スタットマーク™ストレップA
(提供:カイノス)

2)原理

免疫クロマトグラフィーを用いて咽頭ぬぐい液中のA群β溶連菌抗原を定性的に検出する。

・測定時間:5〜10分
・検査の感度:90.8%、特異度:96%

3・マイコプラズマ感染症

マイコプラズマ感染症は、早期からの痰を伴わない頑固な咳が特徴である。昔はオリンピックの時期に流行するといわれたが、今は通年性にみられる。感染者の約3〜5%に肺炎が起こり、マイコプラズマ肺炎は非定型肺炎の代表的な疾患である。流行性があり、細気管支炎などを起こすと重症化することもある。幼児期から学童期、成人若年層で多くみられるが、家族内や学校内、職場内に持ち込まれると感染が拡大するのも問題である。このため迅速診断が有用となる(**図3、4**)。早期に診断が可能で

あるが、感度、特異度に問題もあり、臨床症状や画像所見を考慮して対応する必要がある。

治療はペニシリンやセフェム系などのβラクタム系抗菌薬には感受性を有さず、マクロライド系、テトラサイクリン系あるいはニューキノロン系抗菌薬が使用される。近年、マクロライド薬耐性肺炎マイコプラズマ（MRMP）が分離され問題になっている。しかし、ミノサイクリンやドキシサイクリン、レボフロキサシン、トスフロキサシンの感受性は良好である。

a．マイコプラズマ検査：抗原検査（図3）

1）目的
肺炎マイコプラズマの産生物を標的抗原として、発症初期段階で診断可能な迅速診断法として開発された。咽頭ぬぐい液を用いる。

2）原理
L7/L12は、リボソームを構成している蛋白質で菌種により特異的な領域が存在する。その菌固有の領域をモノクローナル抗体を用いてイムノクロマト法で識別する。

・測定時間：15〜30分

3）問題点
確実な陽性反応を示すには 10^4 CFU/mL 以上の菌数を要す

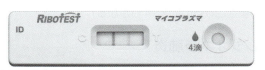

図3．リボテスト®マイコプラズマ
（提供：旭化成ファーマ）

ることから感度の点で問題がある（感度 57.1%、特異度
92.2%）。感度が低いために 40% 近くは偽陰性を示すというこ
とになり、実際の診断に用いる場合にはこの点を踏まえて考え
る必要がある。

b．マイコプラズマ検査：特異的 IgM 抗体検査（図4）

1）目的

　肺炎マイコプラズマ感染症の迅
速診断を目的としてヒト血清、血
漿中に存在する特異的 IgM 抗体
を検出する方法。

2）原理

　酵素免疫測定法を用いて、発症
後にまず上昇がみられる IgM 抗
体を測定する方法。

・血液検査：マイコプラズマ IgM
　抗体

・測定時間：約 10 分

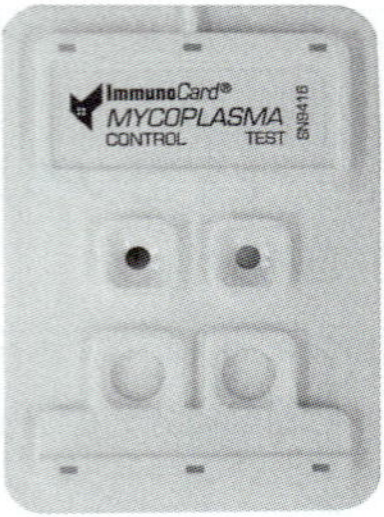

図4．イムノカード
マイコプラズマ抗体
（提供：富士レビオ）

3）問題点

　感染後、長期間存在する抗体による偽陽性例の存在（30 日以
上 72%、健康成人での陽性率 29%、特異度 70% 以下）、また発
症早期には抗体が産生されずに偽陰性を示す例も少なくない
（抗体が産生されるのに 3～4 日かかる）。

4・レジオネラ肺炎

　Legionella pneumophila は本来土壌菌であるが、冷却塔や
給湯系などの人工環境にアメーバを宿主として増殖している。

肺胞マクロファージ、II 型肺胞上皮細胞に感染する。日本では温泉や 24 時間風呂からの感染が多いことが知られている。突然の高熱や呼吸器症状で発症する。臨床的に正常な免疫をもつ健常者での重症肺炎をきたすことで迅速診断が導入された(**図 5**)。肺炎も、急速に広がる浸潤影を認め進行する。大規模な集団感染をきたすこともあり、非定型病原体であり β ラクタム薬は無効である。細胞内に移行する薬剤を選択する。治療が遅れると重症化するので早期診断、治療が大切である。重症例ではキノロン系薬 2 週間、マクロライド系薬 3 週間を静注で用い、リファンピシンを経口で併用する。

a．尿中抗原検査：尿中レジオネラ抗原(図5)

1) 目的
尿中レジオネラニューモフィラ血清型 LPS 抗原の検出。

2) 原理
イムノクロマト法を用いて尿中のレジオネラニューモフィラ血清型 LPS 抗原を検出する。

3) 問題点
レジオネラ肺炎の約 30%を占める血清型 1 型以外の菌種による肺炎は診断できない。

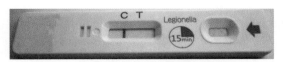

図 5． BinaxNOW レジオネラ
(提供：アリーア メディカル)

5・肺炎球菌性肺炎

Streptococcus pneumoniae はヒト、特に小児の上気道に定着しやすく、肺炎、髄膜炎などを引き起こす原因菌だが、肺炎球菌性肺炎は市中肺炎の原因菌として最も多い(20〜40%)。血液培養陽性率も高く、大葉性肺炎をきたし、レジオネラ肺炎同様重症化しやすい。診断は塗抹、培養検査が一般的だが、口腔内に常在する菌の1つであり原因菌と汚染の区別が必要で、尿中抗原を検出する迅速診断が有用である(**図6**)。

治療はペニシリン耐性肺炎球菌の増加や多剤耐性化が問題となってきている。このためペニシリン系注射薬の場合、高容量で用いる。セフトリアキソン、第4世代セフェム系注射薬、カルバペネム系注射薬、グリコペプチド系注射薬が推奨される。高齢者の23価肺炎球菌ワクチン接種が重症化の予防に有用である。

a.尿中抗原検査:尿中肺炎球菌抗原(図6)

1)目的

尿中または髄液中の肺炎球菌莢膜抗原の検出。

2)原理

イムノクロマト法を用いて尿中、髄液中の莢膜抗原を検出する。

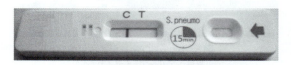

図6. BinaxNOW 肺炎球菌
(提供:アリーア メディカル)

３）問題点

上気道に定着した肺炎球菌の存在を感知することが稀にある。利点としては呼吸器検体と異なり口腔内常在菌の混入を否定できる。

症例 ［劇症型肺炎球菌感染症］

67歳、男性。糖尿病、高血圧、C型肝炎に罹患していた。5日ほど前から咳が出るようになり38℃台の高熱が出だしたが、風邪だと思い受診せず、そのうち血痰を伴うようになり初めて近くの医院を受診した。胸部X線写真で肺の一部が真っ白になっていると驚いて当外来に連絡があった。簡単な紹介状を持たせてすぐに受診するように伝えた。1時間ほどして受付に男性が現れた。歩くのも苦しそうで息が上がってしまうと冷汗をかいている。看護師がバイタル所見をとると、経皮酸素飽和度は90％前後、38℃の熱発がある。呼吸も1分間に30回を超える頻呼吸で、いわゆる息も絶え絶えな状況である。心拍数115回/分、血圧は96/67（通常は130/70前後）。診察室に入ってくると出たばかりの血痰を見せてくれる。ちり紙が赤く滲んでいる。顔面はやや苦悶様で、顔色もタバコのせいもあるかも知れないが、少し土気色でハアハアしている。聴診器を当てると左の背側は水泡音というよりほとんど呼吸音が聴取できない。重症の肺炎、市中肺炎で重症化する代表は肺炎球菌性肺炎やレジオネラ肺炎が頭に浮かぶ。入院のベッドを探しながら、検査を行っていく。軽いショックの状態でもあり敗血症の可能性もあるため、血液培養2セット、動脈血液ガス検査と同時に血液検査を行う。尿中抗原検査（肺炎球菌性肺炎、レジオネラ肺炎）、鼻汁中インフルエンザ検査を行う。インフルエンザはまだ市中で流行してお

り、入院の場合感染に対する対応が必要になるためである。尿中抗原検査で肺炎球菌が陽性であった。白血球は 21700、CRP 27.5 と炎症反応の上昇を認めた。AST/ALT：73/62、BUN/Cr：35/1.9。血液ガスでは PaO$_2$ が 58 torr と低酸素血症を認めたため経鼻酸素 2 L で開始した。胸部 CT では左下葉の広範な肺炎像および少量の胸水を認めた。喀痰グラム染色では多数の白血球と肺炎球菌様の双球菌を認め、白血球に貪食されている像を認めた。病棟に送り、病棟担当医から補液と抗生剤（ユナシン-S®9 g 1 日 3 回）の投与が開始された。翌日には解熱がみられ、血圧は正常に復した。グラム染色を確認すると白血球は存在するが、前日に認めた肺炎球菌はほぼ完全に消失し、少数のグラム陽性菌を認めたが肺炎球菌とは異なる、常在のレンサ球菌と思われた。血液培養の結果、2 セットのボトル共に視野に無数に存在する肺炎球菌が認められた。莢膜血清型は 19 A で 23 価ワクチンに含まれている型であった。

【考察】

　糖尿病と C 型肝炎などの基礎疾患はあるが、市中肺炎として認められた劇症型の肺炎球菌性肺炎であった。ABPC を用いて治療を行い、臨床症状の改善と細菌学的にも有効性を示した。2 日目に認めたグラム陽性菌は菌交代を起こした ABPC に対して耐性をもつ常在菌と思われた。この培養結果を信じてこの耐性菌に対して治療を行うと治療の方向性を間違ってしまう。この症例で、診療の根拠となったのは症状および臨床経過と尿中肺炎球菌検査であった。

■おわりに

迅速診断は確定診断になるとはいえないが、臨床所見と合わせて考えると、診療根拠となる重要な検査であるといえる。迅速診断の今後の方向性としては、薬剤耐性化が検出できることや、血清型の判別、病原菌と colonization の鑑別などができるようになれば、さらに有用性が高まるものと思われる。

高齢社会となり、基礎疾患をもつ患者の割合が高くなり、感染症の的確な治療のため、迅速診断の重要性が高まっている。

以上、免疫学的手法を用いた呼吸器感染症迅速診断法を述べたが、それぞれの検査の特性と限界を知り臨床情報を交えて、救急医療の現場に活かして頂ければと思う。

（大西　司）

●参考文献

1) 石和田稔彦：感染症の最前線 2015（Ⅵ）；A 群 β 溶連菌感染症．ドクターサロン 60（3）：46-49，2016.

17 グラム染色・顕微鏡検査

> **ポイント**
> ❶救急外来で原因菌を推定するためのワザ(技術)を身につけよう！
> ❷最初に使った抗菌薬の効果判定と変更のための手順を忘れずに！
> ❸グラム染色・顕微鏡検査(鏡検)の限界を認識しよう！

1・グラム染色・鏡検の適応となる患者

• 感染症を疑って抗菌薬を投与する患者すべてが、グラム染色・鏡検の適応になる。

　感染症の根本治療は抗菌薬の投与である。カルバペネム系やキノロン系などの広域抗菌薬であっても、すべての細菌に有効というわけではない。また、広域抗菌薬の汎用は耐性菌の増加に直結するので、培養検査(菌種・薬剤感受性の同定)により、患者(予後の改善)と医療機関(耐性菌の予防)の双方に有益な感染症診療(抗菌薬の適正使用)を行わなくてはいけない。

　しかしながら、培養検査の結果が出るまでには、通常2～3日間を要する。救急の現場と検査結果が確定するまでの時間のギャップを埋めるために、数分で結果が判明するグラム染色・鏡検を行い、迅速に対応する必要がある。

　したがって、感染症と診断して、抗菌薬を投与する患者には、培養検査と同様にグラム染色・鏡検を行う必要がある。

2・グラム染色の方法

- ボトルの数字に合わせて、染色・脱色を繰り返していく（上級医や細菌検査技師と何回かトレーニングを繰り返す必要がある）。

　グラム染色・鏡検には、西岡変法（フェイバー法）と Bartholomew & Mittwer（バーミー法）が普及しており、各々3～4ステップで染色が完了する。昭和大学病院では、西岡変法とバーミー法を併用している。**図1**のように、ボトルに使用する順番の数字が示されているので、手順自体は間違えないと思われるが、個々のタイミングは実際にトレーニングを受けないと、脱色や染色が強かったり、弱かったりとなって、鏡検結果を誤った方向に導く危険がある。

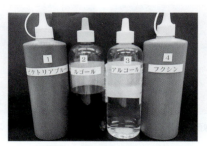

図1. グラム染色キット

3・鏡検のポイント

- グラム染色・鏡検に適する検体か否かを、検体の外観および鏡検下で品質評価する。
- グラム染色性・形態で4グループに分類（グラム陽性球

菌・グラム陰性桿菌はさらに分類可能)。

まずは弱拡大(×100)でピントを合わせた後で、強拡大(×1,000)油浸レンズによる鏡検で細菌のグラム染色性や形態を観察する(こちらも、上級医や細菌検査技師と何回かトレーニングを繰り返す必要がある)。

a. グラム染色・鏡検の結果を応用するべきかどうかの確認

髄液や気管支吸引痰・膿瘍などは、本来は無菌検体であり、検出された細菌は原因菌と推定される。こうした場合は、**好中球の貪食像**(図2)や**フィブリンの析出**(図3)が認められることが多い。その一方で、唾液が多く混入した喀痰は扁平上皮細胞(図4)が混入していることが多く、常在菌を検出しているだけ

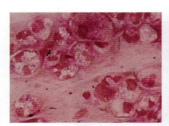

図2. 好中球の貪食像

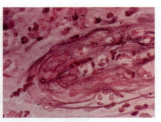

図3. フィブリンの析出

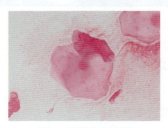

図4. 扁平上皮細胞

で、感染症の治療対象とはならない。前者の所見は感染・炎症が活動期にあることを示唆しており、臨床所見と合わせてグラム染色・鏡検の結果を応用するべきかどうかを検討する。

b．グラム染色性・形態で4グループに分類（図5）

実際の菌種については、培養検査の結果が確定するまではわからない。グラム染色・鏡検により、原因菌の推定が可能な範囲を把握することが重要である。

グラム染色性（陽性：青と陰性：赤）と形態（球菌と桿菌）でグラム陽性球菌（図6-a～b）、グラム陽性桿菌（図7）、グラム陰性球菌（図8）、グラム陰性桿菌（図9）の4パターンに分類する。

これらのうち、臨床的応用を考えると、図10に示したように、グラム陽性球菌はブドウ球菌（図6-a）、レンサ球菌に大別され、さらにレンサ球菌は腸球菌（図6-b）、肺炎球菌（図6-c）、その他のレンサ球菌（図6-d）に分離される。また、グラム陰性桿菌も腸内細菌（図9-a）、ブドウ糖非発酵菌（図9-b）、インフルエ

		形　状	
		球　菌	桿　菌
グラム	陽性菌	グラム陽性球菌	グラム陽性桿菌
	陰性菌	グラム陰性球菌	グラム陰性桿菌

図5．グラム染色による分類

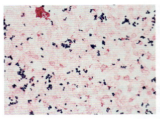

図6-a. グラム陽性ブドウ球菌

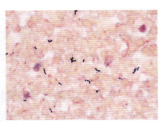

図6-b. 腸球菌
グラム陽性レンサ球菌

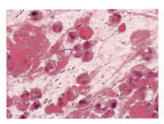

図6-c. 肺炎球菌
グラム陽性レンサ球菌

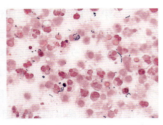

図6-d. その他のレンサ球菌
グラム陽性レンサ球菌

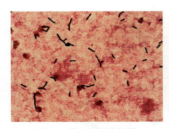

図7. グラム陽性桿菌

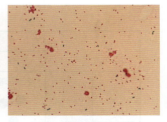

図8. グラム陰性球菌

ンザ菌(**図9-c**)に分類可能である。

　こうした分類は検者や検体の状況によって、推定可能な段階が異なってくる。具体的には、研修医ではグラム陰性桿菌とし

17. グラム染色・顕微鏡検査

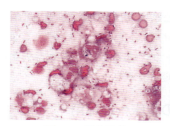

図 9-a. 腸内細菌
グラム陰性桿菌

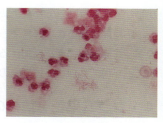

図 9-b. ブドウ糖非発酵菌
グラム陰性桿菌

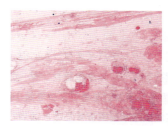

図 9-c. インフルエンザ菌
グラム陰性桿菌

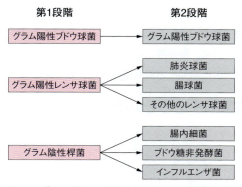

図 10. グラム染色・鏡検をもとにした細菌の分類
　グラム染色・鏡検での同定状況により、細菌を2段階で分類した。

かわからなかったものが、上級医や細菌検査技師では腸内細菌と推定可能になる状況が考えられる。こうした場合、前者では緑膿菌を原因菌の推定に加えるべきであるが、後者では除外することが可能になり、抗菌薬の選択が異なってくる。

4・グラム染色・鏡検の臨床への応用

- 推定菌に応じて抗菌薬の選択を行う。
- 重症例に対しては、広域抗菌薬を使用するべきである。
- 軽症例には、リスクを把握したうえで広域抗菌薬を避ける必要がある。

各施設や地域でのアンチバイオグラムに従って、推定菌に応じた抗菌薬の選択を行う。救命救急センターに入院するような重症例には、抗菌薬が無効であるリスクを最小限にするために、結果として、広域抗菌薬を選択することはやむを得ない。

その一方で、救急外来を受診した軽症例にも広域抗菌薬を選択するのは広域抗菌薬の汎用につながり、抗菌薬の耐性化が進む危険が高くなる。抗菌薬が無効であるリスクを承知したうえで、広域抗菌薬の選択を回避することも検討する必要がある。

いずれにせよ、重症度と抗菌薬の選択の問題については、各施設で上級医と事前に方針を確認するべきである。

5・抗菌薬決定のその後

- 培養検査（薬剤・感受性結果の同定）が判明したら、速やかに適切な抗菌薬に変更する（De-escalation）。
- 抗菌薬の投与を開始したら、臓器特異的なパラメーターで経過を観察する（白血球や CRP を過剰に評価しない）。
- 状態が悪化した場合は、抗菌薬が無効であるよりは、診

断が間違っている可能性が高い。

グラム染色・鏡検はあくまでも原因菌の推定であり、また初療段階では広域抗菌薬の使用も容認されている。その代わり、**培養検査で菌種や薬剤感受性が判明したら、速やかに最適な抗菌薬へ変更しなくてはいけない。抗菌薬の投与を開始したら、臓器特異的なパラメーターで経過を観察する。**例えば、肺炎なら呼吸状態(人工呼吸器設定や血液ガス所見)、尿路感染症なら尿中白血球などが挙げられる。グラム染色・鏡検で実際に細菌が減少しているのを観察することも有用である。その一方で白血球や CRP などの炎症所見や発熱が改善しないからといって、抗菌薬が有効でないと判断するのは軽率である。バイタルサインなど全身状態が悪化した場合は、抗菌薬の選択が無効であるよりは、そもそもの診断が間違っている可能性が高く、改めて鑑別診断を考えるべきである。

── ■ TOPICS ──────────────

‖ G 式アンチバイオグラム(表1、2) ‖

• グラム染色・鏡検の結果を臨床への応用(抗菌薬の選択)に役立てるために

細菌の抗菌薬の感受性は各医療機関で、アンチバイオグラム(以下、従来式)としてまとめられています。しかし、従来式では細菌ごとに多数の抗菌薬の感受性をまとめており、グラム染色・鏡検の結果を応用するのは難しいことでした。具体的には、腸内細菌と推定した場合は、腸内細菌に含まれる全菌種の耐性化率とその発生頻度を把握しておかなければ(すなわち、期待値を暗算することができなければ)、応用することができません。

205

表1. G式アンチバイオグラム (外来版)

昭和大学病院および附属東病院における細菌の抗菌薬感受性率 2014年度
<感受性率(S)比率(%)で示す>

ブドウ球菌、腸球菌は PC3.1J、レンサ球菌は MF7J、インフルエンザ菌は MF 4Jによる判定に基づく。腸内細菌は EN1J、非発酵菌は NF 1J、SIR は原則として CLSI M100-S22 に準拠した。in vitro データであるため、臨床効果とは乖離することがある。(初回検出株)

外来版

薬剤名	ペニシリンG	アンピシリン	アンピシリン/スルバクタム	ピペラシリン/タゾバクタム	セファゾリン	セフメタゾール	セフトリアキソン	セフォペラゾン/スルバクタム	セフェピム	フロモキセフ	イミペネム	メロペネム	ドリペネム	アミカシン	クリンダマイシン	レボフロキサシン	バンコマイシン	リネゾリド	ST
商品名	ベニシリンG	ビクシリン	ユナシン	ゾシン	セファメジンα	セフメタゾン	ロセフィン	スルペラゾン	マキシピーム	フルマリン	チエナム	メロペン	フィニバックス	アミカシン	ダラシン	クラビット	バンコマイシン	ザイボックス	バクタ
略号	PCG	ABPC	A/S	T/P	CEZ	CMZ	CTRX	C/S	CFPM	FMOX	IPM	MEPM	DRPM	AMK	CLDM	LVFX	VCM	LZD	ST
G陽性球菌 ブドウ球菌 (TOTAL 686株)	32	32	70	70	70					70	70				63	75	100	100	99
レンサ球菌 (TOTAL 566株)	97				70		99									87	100	100	92
腸球菌 (170株)	93	93									89					75	99	100	89
肺炎球菌 髄膜炎以外 (229株)	99						99		97			89			5	97	100		89
肺炎球菌 髄膜炎・経口薬	67						94		77						39				
その他 レンサ球菌 (167株)	99	100					100		100			100			89	85	100		99
G陰性桿菌 グラム陰性桿菌 (TOTAL 1,274株)		40										98				89			76
腸内細菌 (937株)			65	97	70	92	85	96	91	92	99	98		100		86			85
非発酵菌※ (129株)				94				90	91		92	98	97	95		88			22
インフルエンザ菌 (208株)		44	71				100	100	100			100				100			74

※非発酵菌は P. aeruginosa および A. baumannii を対象とした。

表2. G式アンチバイオグラム（入院版）

昭和大学病院および附属東病院における細菌の抗菌薬感受性率 2014年度
<感受性率(S)比率(%)で示す>

ブドウ球菌、腸球菌は PC3.1J、レンサ球菌は MF7J、腸内細菌は EN1J、非発酵菌は NF1J、インフルエンザ菌は MF4J による判定に基づく。SIR は原則として CLSI M100-S22 に準拠した。in vitro データであるため、臨床効果とは乖離することがある。（初回検出株）

入院版

菌種（略号）	ベンジルペニシリン ベンジルペニシリンG PCG	アンピシリン ビクシリン ABPC	アンピシリン・スルバクタム スルバシリン A/S	タゾバクタム・ピペラシリン ゾシン T/P	セファゾリン セファメジンα CEZ	セフメタゾール セフメタゾン CMZ	セフトリアキソン ロセフィン CTRX	セフォペラゾン・スルバクタム スルペラゾン C/S	セフェピム マキシピーム CFPM	フロモキセフ フルマリン FMOX	イミペネム チエナム IPM	メロペネム メロペン MEPM	ドリペネム フィニバックス DRPM	アミカシン アミカシン AMK	クリンダマイシン ダラシン CLDM	レボフロキサシン クラビット LVFX	バンコマイシン バンコマイシン VCM	リネゾリド ザイボックス LZD	スルファメトキサゾール・トリメトプリム バクタ ST
ブドウ球菌 (TOTAL 1,084株)	26	26	59		59					59	59				59	63	100	100	94
レンサ球菌 (TOTAL 1,077株)	82	73														68	99	100	81
G陽性球菌 — 腸球菌 (692株)	73	99									95				4	58	98	100	75
肺炎球菌 (161株) 髄膜炎以外	99						98		94							98	100		
肺炎球菌 髄膜炎・経口薬	55						92		66						45				84
その他 レンサ球菌 (224株)	99						100	100	100			100			88	76	100		99
G陰性桿菌 — グラム陰性桿菌 (TOTAL 2,507株)												95				89			77
腸内細菌 (1,942株)		26	65	96	59	80	84	93	81	81	98	97	99	99		88			86
非発酵菌* (400株)				94				88	90		81	88	96	96		91			32
インフルエンザ菌 (165株)		45	73				100	100	100		100	100				100			73

※非発酵菌は *P. aeruginosa* および *A. baumannii* を対象とした。

昭和大学病院救命救急センターでは、外来版（**表1**）と院内版（**表2**）に分けて、グラム染色を応用したアンチバイオグラム（以下、G式アンチバイオグラム）を作成して、救命救急センターに掲示してあります。

　グラム陰性桿菌ではカルバペネム系抗菌薬やピペラシリンタゾバクタムなどの広域抗菌薬が最も感受性が高いですが、グラム陽性球菌では最も感受性率が高いわけではありません。

　各種ガイドラインでは、重症ならばカルバペネム系やキノロン系の抗菌薬の使用を推奨していますが、「重症患者だからカルバペネム」と単純に選択するよりも、グラム染色・鏡検で原因菌を推定して、G式アンチバイオグラムを利用して抗菌薬を選択する方が、感受性の株の比率（感受性率）の高い抗菌薬を選択することが可能となり、適切な抗菌薬の選択ができる可能性があります[1]。

6・グラム染色・鏡検の限界について

- 感染症でも、グラム染色で染色されない細菌がいる。
- 非感染症でも、原因となる細菌がいないので、グラム染色で染色される菌はいない。
- 抗菌薬の投与状況や検体の保存状況で形態が変形する。
- 常在菌の contamination を見極める必要がある。
- 習得するのに手間がかかる。

　グラム染色・鏡検の限界の1つは染色される細菌を認めなかったときである。非定型菌（マイコプラズマ・クラミジア・リケッチア・レジオネラなど）や結核菌はグラム染色で染色され

ない。その一方で、非感染症であれば染色される菌が存在しないので、両者を的確に鑑別しなくてはいけない。

抗菌薬や検体の保存状況によっては、菌の形態が変形することに注意が必要である。例えば、肺炎球菌は時間の経過とともに自己融解するのが有名である。

また、感染症を起こしていないのに、常在菌を検出することがある。無症候性細菌尿が典型的な例であるが、臨床所見と合わせて、感染症の原因菌として妥当か検討しなくてはいけない。

グラム染色・鏡検は簡便で迅速な検査だが、自力で習得するのが難しい検査である。上級医や細菌検査技師からトレーニングを受ける必要がある。

（神田　潤、立石裕子）

●文献

1) 神田　潤, 三宅康史, 立石裕子, ほか：グラム染色・鏡検の結果を応用したアンチバイオグラム（G式アンチバイオグラム）の作成. 救急医学 40：1588-1595, 2016.

18 結核関連・抗酸菌検査

> **ポイント**
> ❶救急外来で結核を想定する患者群を知る。
> ❷抗酸菌検査の解釈について理解する。
> ❸結核である場合の対応について理解する。

1・救急外来で結核を想定する患者群

a．結核とは？

　現在、欧米各国の結核罹患率は人口 10 万対 5 前後であるが、日本の罹患率は人口 10 万対 14.4(2015 年)であり、わが国は結核中蔓延国である。したがって、どのような医療現場でも結核患者に遭遇することがあるということを常に認識しておかなければならない。

　感染症の中で出会う機会が最も多いものは一般細菌感染症である。しかし感染症には非細菌性の感染症もあり、ウイルス感染症や真菌感染症などが挙げられる。細菌感染症には抗酸菌感染症が含まれ、さらに結核症と非結核性抗酸菌症に分けられる(図 1)。両原因菌の感染性は異なり、結核菌はヒトからヒトへ感染するが、非結核性抗酸菌はヒトからヒトへの感染はないといわれている。結核の場合は空気感染するため、排菌の程度に応じた感染対策が必要になる。非結核性抗酸菌症も無視できないが、救急外来で最も判断を要されるのは『結核であるか、否か』である。すなわち結核である患者を感染対策の整っていない救急外来で長時間様子を見てしまったり、大部屋に入院させ

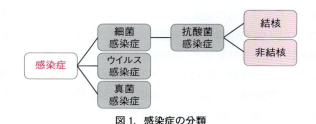

図1. 感染症の分類

てしまった場合、ほかの患者やスタッフへ感染させてしまうリスクが生じてしまう。皆さんが救急外来で一見肺炎様の患者を診た際に、『肺結核』を思い浮かべることができれば、もう一歩進んだマネジメントができるようになる。

では、いったいどのような患者が結核らしさをもっていると考えられるのか？ ポイントは病歴と単純写真の所見になる。

b．結核を疑うポイント

- 結核を疑う…わが国の結核患者の特徴は、高齢者が多く、若年者では外国人結核が増加していることである。したがって、高齢者肺炎では特に肺結核を鑑別に入れなければならない。

最大のリスク因子はHIV感染症であり、リスク比は50〜100倍といわれている。そのほか、臓器移植（免疫抑制薬使用）、珪肺、人工透析、糖尿病、アルコール（40 g/日以上で3倍といわれる）、喫煙、ステロイド治療、生物学的薬剤の使用、低栄養、悪性腫瘍などが挙げられる。また体力低下例や、やせが強い症例に多く認められると考えられており、実際体重が多い症例には結核が認めにくいとされている。また環境面では不特定者の

集まる換気不十分な閉鎖空間（マンガ喫茶、ネットカフェやサウナなど）や既感染率の高い高齢者が集団で生活する場（老人保健施設や療養型病院など）での発症事例が近年目立っており、これらは集団感染につながる。さらにホームレスや外国人労働者などの社会経済的弱者は、結核罹患率が高いうえに、健康管理の機会に恵まれないため、重症例が多い。

次に画像検査であるが、最もよく行われる胸部単純写真については、①上肺野優位の陰影、②空洞影、③散布像を思わせる粒状影を伴う陰影（散布性粒状影）、は結核を疑わせる典型的な陰影といえる。通常の肺炎の場合は下葉の陰影が多いと思われるが、肺結核はS1、2やS6に好発する疾患であるため**好発部位の陰影は積極的に抗酸菌検査を検討すべき**である。

また空洞は結核ではしばしば認める陰影の特徴であり、空洞に液面形成を起こしにくいというほかの感染症とは異なる特徴がある。ただその際には、アスペルギルス感染症や非結核性抗酸菌症も鑑別に入ることを念頭におくべきである。

肺結核の進展は基本的には気道散布であり、それを端的に示す胸部X線所見は多発小粒状影である。終末細気管支から肺胞道周辺に形成される結核性病変を反映しており、散布性粒状影といわれる。

結核の特徴的かつ多彩な陰影、すなわち空洞影、高コントラストの小結節や粒状影の集簇、**分岐状陰影（tree-in-bud pattern）などの確認**が結核の確度の高い早期診断につながるため、可能であれば胸部CT（HRCT）の撮影が望ましい。

18. 結核関連・抗酸菌検査

> **まとめ**
>
> ・結核は感染性の問題から、救急外来で必ず鑑別に入れる
> 　疾患である。
> ・HIV や透析、持続的な体重減少など、結核を呈するリス
> 　ク因子を知っておくべきである。
> ・上肺野優位の陰影、空洞を伴う陰影、散布性粒状影など
> 　結核を疑わせる陰影の特徴も知っておく必要がある。

2・抗酸菌検査の解釈について理解する

　肺野に陰影がある症例では抗酸菌検査を行うのが望ましいことは既に述べたとおりであるが、実際には抗酸菌塗抹検査陰性だったら大丈夫なの？　抗酸菌塗抹検査で陽性が出たら結核なの？　など疑問は尽きないと思われる。そこで抗酸菌検査の解釈について Q & A 方式で解説することにする。

Q. 1　誘発喀痰塗抹検査が初回陰性でした。結核は否定的ですか？

A. 1　×　誘発喀痰検査の感度（塗抹/培養）は 1 回 64/70%、2 回 81/91%、3 回 91/99%というデータがある。すなわち<u>1 回目塗抹検査陰性≠結核は否定的</u>、となる。

Q. 2　どのタイミングで取っても陽性率は同じなのですか？

A. 2　×　喀痰の採取は<u>早朝起床時が最も良好な痰</u>が採取できる。また食後だと雑菌が入ってしまい判定困難とされている。

Q. 3　喀痰検査が 3 回塗抹陰性でした。ほかに調べた方がよい検査はありますか？

A. 3　○　少し脇道にそれた問題ではあるものの、知っておい

213

ても損はない知識である。検査前確率によるが、胃液検査（診断特異度は 100％といわれることもある）、認容性があれば気管支鏡検査を施行すればより確実に検体採取が行える。

　菌量が少ない場合でも遺伝子検査（核酸増幅法）が陽性であれば、診断できる。施設によって採用している核酸増幅法は異なると思われるので、一度自分のいる施設における検査方法を確認しておくとよい（表1）。

　ただし、夜間だと施行できない可能性もあるので注意する。

表 1. 結核遺伝子検査

検査法	感度	特異度	検査行程時間	コメント
PCR	90.6%	93.9%	72 時間	DNA を検出
TRC	89.8%	97.0%	2〜3 時間	RNA を検出
LAMP	88.2%	93.9%	1 時間程度	簡便で安価・DNA を抽出

（文献1）による）

Q. 4　塗抹検査陽性でした！　結核ですか？

A. 4　×　前述したように、抗酸菌症には非結核性抗酸菌症というヒトからヒトへ感染しない菌種がある。また菌の量を表す指標があり、ガフキー○号とか、塗抹○＋と表記される。この際、ガフキー1号、塗抹1＋の解釈には注意が必要となる。抗酸菌検査ではチールニールセン染色（図2）あるいは蛍光法（オーラミン O 染色）を用いるが、**不慣れな施設である場合、異物混入と誤ってしまうことがあるため、真の抗酸菌症を反映していない可能性がある。**また *Rhodococcus* spp.、*Nocardia* spp. などでは弱抗酸性や部分的抗酸性を示し、誤って抗酸菌と判断されてしまうことがあり、特に塗抹検出菌数が少ない場合には偽陽性に注意が必要である。

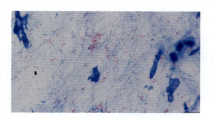

図2. チールニールセン染色

Q.5 肺の陰影はたいしたことがないのに、ガフキー9号と報告がありました。こういうことってあるのでしょうか？

A.5 ○ 肺結核としての陰影が強くなくても、気管支や喉頭に結核病変が存在する場合は排菌量が非常に多くなることがある。Q.4とは異なり、菌量が多い場合はおそらく本物である。またこのような場合はCTの冠状断を見てみることを覚えておくとよい。気管支壁が不整な場合は気管支結核の可能性がある（図3）。

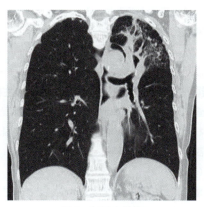

図3. 気管支結核

― ■ TOPICS

‖ IGRA について ‖

本題とは関係ありませんが、IGRA（インターフェロン γ 遊離測定；IFN-γ Release Assey）についても少しだけ解説しておきます。

結核感染者末梢血に存在する感作 T 細胞から、結核菌特異的な蛋白抗原（ESAT-6、CFP-10 など）に刺激され遊離される IFN-γ を測定することで結核を診断しようとする方法を IGRA と呼びます。現在、わが国で用いられている IGRA は Quan-tiFERON®-TB Gold（QFT）と T-SPOT®.TB（T-SPOT）です。QFT は IFN-γ そのものを測定し、T-SPOT は、末梢血から単核球を分離し数を調整した後、結核菌特異抗原を添加し培養したうえで IFN-γ を産生する細胞数を測定する方法です。IGRA は陰性であれば感染の可能性は低いとされます。<u>「若年者では過去に結核になっていることが少ないため、現在の感染を反映していることが多いと考えられ有用性が高い」</u>と考えられますが、高齢者では過去の感染を反映していることも多いため有用性は低いと考えられます。

― ■ TOPICS

‖ 抗酸菌塗抹検査と同定検査、感受性検査 ‖

抗酸菌検査には塗抹検査のほか、同定検査と感受性検査があります。それぞれまったく異なる検査ですが、混乱しやすいので同時に解説しておきます。

・同定検査（表 2）

抗酸菌が塗抹で検出されただけでは結核であることが確定するわけではないことは既に述べたとおりです。抗酸菌を培養し

18. 結核関連・抗酸菌検査

た結果、**陽性になったらそれは本当に抗酸菌がいる**ことを示します（培養されないならば、菌はいない、死んでいるため培養できない、培養検査の偽陰性などを考慮する）。次に抗酸菌の培地は2種類あり、液体培地と固形培地が存在します。通常は液体培地で培養しますが、雑菌が混ざって菌がわからなくなる場合は、固形培地に移し替えて培養することになります。培養期間はそれぞれ最大6週間と8週間になりますが、そこで生えてきた菌が、いずれの菌であるかを調べるのが同定検査です。

　これによりどの菌種が生えてきたのかわかります。

・薬剤感受性検査（**表3**）

　後述しますが、菌を同定する目的は、感染症の確定も目的になるものの、**どの薬が効くかを確認すること**が治療成功可否に

表2. 抗酸菌種同定法

培地	検査法	検査必要時間	コメント
小川培地	DDH	5～6時間	18菌種を調べられる
液体培地	キャピリアTB	15～20分	1つの菌種について調べられる

（文献2）による）

表3. 薬剤感受性検査法

培地	検査法	検査必要時間	コメント
小川培地	普通法	3～4週間	
	ウエルパック	2～3週間	感受性でも耐性示すことあり
液体培地	MIGT	約1週間	5剤までの情報しかわからない
	ブロスミック	1週間	MICとNA系までの感受性がわかる

（文献3）による）

かかわるため、**薬剤感受性は非常に重要**な意味をもちます。液体培地、固形培地によっても異なるため、この機会に名前だけでも見ておくとよいでしょう。

3・結核である場合の対応について理解する

　ここまで救急外来においてどのような症例の場合、特に結核であることを疑うか、結核に対する検査の有用性と限界を勉強してきたが、最後に抗酸菌塗抹検査陽性であった場合における対応法について解説することにする。

　ここでは結核確定例か、非確定例かによって対応が分かれるため、それぞれについて解説する。

a. 結核確定例

　この場合は非常にシンプルになる。現在自分が対応している患者が、すぐに入院すべき状態かどうか判断すればよい。例え家族と暮らしていたとしても、既に排菌していれば家族が曝露している可能性は十分にあると考えられる。そのため**安定していれば翌日以降専門医療機関にかかっても大きな問題にはなり得ない。**結核薬は、複数の薬剤を投与する関係で副作用が治療上の妨げになることが少なくない。また進行自体は日数単位の進行とはならないことに加え、長期投与が必要（少なくとも半年間は投与することになる）になるため、患者への十分な説明が必要になる。このため安定している症例では、その日からすぐに薬を投与する必要性は低い。しかし**状態が悪い症例や、空洞例（大喀血する可能性がある）では医療機関への転送を考慮**した方がよい。また既に曝露しているかも知れなくても、自宅へ

帰ることを拒否する患者や家族の方々もいると思われるため、その場合は医療機関への紹介を検討してもよい。なおどの形でも医療機関に行かせる場合、公共機関は避けて自家用車などを使うことを指示すべきである。特に排菌している場合は他者へ感染させる可能性がある。

> **まとめ**
>
> 安定していれば翌日以降の紹介でよいと考えられるが、状態不良例や大きな空洞を有する症例は紹介を検討する。

b．結核非確定

まず状態がよい例であるが、これは先ほどと同様に帰宅して頂き、翌日以降専門医療機関での精査を勧める。一方で問題となるのは塗抹陽性であり、状態も不安定で入院が必要であるものの結核確定とはいえない症例である。夜間の救急外来では抗酸菌塗抹陽性例であるものの、遺伝子検査が不明である、ということはよく遭遇すると思われる。この場合はまず入院可能な結核病床をもつ病院への相談を検討する。結核病床を有する病院では結核の可能性が疑われるが、結核が確定していない場合に『逆隔離』（結核病棟内の結核患者と接触せぬよう結核病棟内の個室で隔離を行う）という対応を行う。ただそれらの病床には限りがあるため、入院できないケースもある。そのような場合については、個室を使って本人を隔離する形をとるが、その際患者には少しでも医療者への曝露を減らすためにサージカルマスクを着用してもらい、医療者側には曝露対策として N95 マスクを着用してもらうようにする。ここで大切なのは、**患者には N95 マスクを着用させない**ことである。N95 マスクは結

核曝露から予防するためにつくられており、拡散予防のために
つくられているわけではない。実際に装着してみるとわかるが、
N95 マスクは着用するとかなり呼吸が苦しいため、患者を苦し
ませることのないように注意する。また「個室がどうしても空
いていない」というケースの場合はさらに苦慮する。この場合、
苦渋の決断にはなるものの、大部屋にカーテンで仕切って入院、
とすることも検討してもよいと考えられる。ただ排菌量が多い
場合はできるだけ避けたい方法ではある。

まとめ

> 安定していれば翌日専門医療機関への紹介を検討する。
> 入院させる必要がある場合は専門医療機関へ相談するが、
> 厳しい場合は個室での隔離を検討する。

　次に使用した診察室の取り扱いと、家族の方への対応につい
て解説する。使用した診察室はどのくらいしたら使えるのか、
という疑問についてまずは解説する。一般には 2〜3 時間くら
い窓を開放しておくのがよいと考えられる。菌が消失するまで
の時間は 1 時間における室内空気交換回数が関係しているとさ
れ、1 時間に室内換気回数が 12〜15 回の空調で 99%の病原菌
が除去されるまでに 18〜23 分かかるとされる（2 回なら 2 時間
以上、4 回なら 70 分程度）。一般病室は 3〜4 ドアの開放だけで
は 1 時間に 1.3 回程度の換気しかない（99%まで 138 分…）とさ
れている。

　ご家族の中には自分自身が結核になったらどうしようと、気
にされる方もいる。当然の感覚ではあるが、患者が排菌してい
る結核に罹患しているとわかった時点で、保健所（行政）が接触
者検診を行い、必要に応じ検査していくことになる。検査の仕

方、どこまで範囲を広げるかは保健所次第であるが、**保健所が対応し、匿名性は守られることをご家族に伝えると多少は安心して頂ける**と思われる。

　最後に結核の検査を皆さんが行った場合には塗抹検査だけでなく、**培養・同定および薬剤感受性検査まで提出して頂く**ことをお願いしたい。先に述べたが、結核は多剤での治療が必要な感染症である。これは逆に不十分な治療は耐性菌を生み出すことにつながり、治療失敗につながる可能性があることを表している。さらにさまざまな呼吸不全から CPAOA（来院時心肺停止）に陥る患者のうち少なからず結核患者が存在する。皆さんが結核菌に曝露・感染しないために、マスクなどの個人用防護具の装着の徹底を喚起したい。

　1人でも多くの患者へよいマネジメントをできるように頑張って頂きたい。

（扇谷昌宏、永井英明）

●参考文献

1) 御手洗聡：LAMP 法を使った結核迅速診断キット．複十字 339：11-13, 2011.
2) 日本結核病学会：結核診療ガイドライン．pp44-46, 南江堂, 東京, 2015.
3) 東京都感染情報センター：結核菌の薬剤感受性検査法の特長と注意点．東京都微生物検査情報（月報）23（3）：2002.

19 尿中薬物定性試験

ポイント

❶急性中毒が鑑別診断として考慮されるとき、スクリーニングに用いる。

❷尿検体は血液と比較して、非侵襲的に採取でき、長期間薬物検出が可能である。

❸薬毒物の精密測定検査と比較して、簡便かつ迅速な検査法である。

❹分析項目が限定されており、結果が陰性でも急性中毒は否定できない。

1・尿中薬物定性試験の意義

原因不明の意識障害、特に患者やその家族からの情報が不十分な場合は、急性中毒を忘れてはいけない（表1）。

薬物血中濃度の精密な分析は、高速液体クロマトグラフィーやガスクロマトグラフィーなどを用いるが、施行できる施設は限られている。また、たとえ院内で実施可能でも、計測には専門的知識、手技の慣れ、所要時間を要するので、休日・夜間は現実的に不可能である。それに対して、薬毒物の関与を確認するために行う尿中薬物定性試験のPOCT（point of care testing）は、臨床現場でリアルタイムに威力を発揮する。

なお、薬物中毒に関連する症例では、外部検査を含めて精密な評価が必要になる可能性がある場合、尿検体とともに血清検体も保存しておくとよい。

19. 尿中薬物定性試験

表1. 意識障害の鑑別診断

A	Alchohol	アルコール
I	Insulin	低血糖、高血糖
U	Uremia	尿毒症
E	Encephalopathy Endocrinopathy Electrolytes	髄膜脳炎 内分泌疾患 電解質異常
O	Overdose Opiate Oxygen	薬物過量服用 麻薬 低酸素
T	Trauma Temperature	外傷 体温異常
I	Infection	感染症、敗血症
P	Psychiatric Porphyria	精神疾患 ポルフィリア
S	Seizure Stroke	てんかん 脳出血 脳梗塞

意識障害の鑑別診断の中で、薬物過量服用は必ず考慮しなければならない。

2・尿中薬物定性試験の種類と特性─特にトライエージ DOA について

　尿中薬物定性試験には、複数項目の検査が可能なトライエージ DOA、INSTANT-VIEW® M-1、MEDICAL STAT®のほかに、アンフェタミンおよびメタンフェタミンの検出に特化した AccuSign® MET、AMP などがあるが（**表2**）、本章では最も汎用されているトライエージ DOA（以下、トライエージ）について解説する。

　トライエージは、平成13年から多くの病院で採用され、いま

223

表 2. いろいろな尿中薬物定性試験

名称	判定薬毒物	方法	所要時間	陽性の判断
Triage DOA（トライエージ）	8 種類 AMP、THC、COC、BZO、BAR、PCP、OPI	3 ステップ	10〜15 分	ラインの出現
INSTANT VIEW M-I（インスタントビュー）	6 種類 MET、THC、COC、BZO、BAR、TCA	1 ステップ	5〜7 分	ラインの消失
MEDICAL STAT（メディカルスタット）	10 種類 AMP、mAMP、THC、COC、BZO、BAR、TCA、PCP、OPI、MTD	1 ステップ	5〜7 分	ラインの消失
AccuSign MET	MET	1 ステップ	3〜10 分	ラインの消失
AccuSign AMP	AMP	1 ステップ	3〜10 分	ラインの消失

それぞれのキットによって、ラインの出現による判定が異なることに注意が必要である。
AMP：アンフェタミン、THC：大麻、COC：コカイン、BZO：ベンゾジアゼピン、BAR：バルビツール酸、TCA：三環系抗うつ薬、PCP：フェンシクリジン、OPI：モルヒネ、MET・mAMP：メタンフェタミン、MTD：メタドン

なお救急医療の現場で活躍している測定キットである。長年の実績が積み重ねられ、文献上も数多くの施設から使用経験が報告されており、その評価方法はほぼ確立している。ただし、ほかの尿中定性試験と同様に保険請求ができず、費用は各病院の持ち出しとなる（1 回約 3,500 円）。

3・トライエージの測定原理、測定方法

a. 測定原理

　金コロイド粒子免疫法により前記8種類（AMP：アンフェタミン、THC：大麻、COC：コカイン、BZO：ベンゾジアゼピン、BAR：バルビツール酸、TCA：三環系抗うつ薬、PCP：フェンシクリジン、OPI：モルヒネ）の薬物およびその主要代謝産物を検出する。すなわち、金コロイド粒子表面に化学的に標識した薬物と尿中に存在する薬物が、試薬として加えた抗体の結合部位を奪い合う競合的結合免疫学的測定（Ascend Multi Immunoassay）である。

b. 測定方法

　測定方法は3段階あり、①テストディスクの矢印にある反応カップに専用ピペットで尿検体140 μL を加え、10分間反応させる（**図1-a**）。②新しいピペットを使用して反応液を薬物検出メンブランに移す（**図1-b**）。③移した液が完全にメンブランに浸み込んだことを確認後、洗浄液を薬物検出ゾーン中央部から3滴垂らし、バンドの出現を5分以内に読み取る。ラインが出現すれば、陽性と判断する（**図1-c、d**）。

　結果が判明するのに全部で15分程度かかる。**図1**のように、すべての操作がディスク上に視覚的にわかりやすく示されており、専用ピペットを用いれば至適な検体量が採取できるので、操作方法に迷いはない。唯一の注意点は反応カップに検体を入れたまま、忘れてしまうことであり、騒然とする救急外来で検体が放置されないように、必ず10分間のタイマーをかけておく。薬物判定ゾーンは時間が経過すると視認困難となるので、

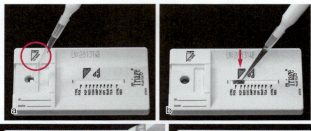

図1. トライエージの測定方法

a：専用ピペットで尿を滴下し、10分待つことが表示されている(赤丸部分)。
b：ピペット先端を新しいものに交換し、反応液をメンブランに移す。反応液を滴下する様子が赤矢印で記されている。
c：メンブラン中央部に洗浄液を3滴滴下(赤矢印)し、5分以内に判定する。
d：この検体では、CTRL POS および BAR に陽性を示すラインが出現している。つまり、バルビツール酸類が陽性である。

結果を残したいときは、専用台紙を用いてディスクをそのままコピーして保存しておくとよい(**図2**)。

　薬物摂取直後だと、<u>尿中薬物濃度が十分に上昇していないために陰性となる可能性があるので、症例に応じては数時間経過してから再検した方がよい。</u>

19. 尿中薬物定性試験

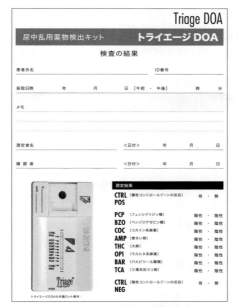

図2. トライエージ結果保存用シート
キットをはめ込み、コピーや電子保存するための
専用シートがある。トライエージキットは放置す
ると判読不能になるので、早めに結果を保存する。

c．測定結果の判定、測定項目

①CTRL NEG ゾーン(陰性コントロール)を読み取り、バンドが検出されていないことを確認する。万一、バンドが認められた場合は新しいデバイスで再検する。

②CTRL POS(陽性コントロール)を読み取り、バンドが認められていることを確認する。万一、バンドが認められない場合は新しいデバイスで再検する。

③薬物検出ゾーンを読み取る。バンドが認められれば陽性、バンドが認められない場合は陰性と判定する。

④測定項目およびそれぞれの最低検出濃度を表3に示す。

表3. トライエージの各項目の最低検出濃度

記号	検出項目名	最低検出濃度
PCP	フェンシクリジン類	25 ng/mL
BZO	ベンゾジアゼピン類	300 ng/mL
COC	コカイン系薬	300 ng/mL
AMP	アンフェタミン（覚せい剤）	1,000 ng/mL
THC	大麻	50 ng/mL
OPI	モルヒネ系麻薬	300 ng/mL
BAR	バルビツール酸類	300 ng/mL
TCA	三環系抗うつ薬	1,000 ng/mL

それぞれの代表的な薬剤の最低検出濃度を示す。各項目の個々の薬物のさらに詳細な検出濃度もホームページなどから簡単に確認できる。

4・検査結果を解釈する際の注意点

• トライエージは万能ではない。

　当然のことながら、測定対象項目の8種類以外の薬物は判定不能である。精神科領域で幅広く用いられているブチロフェノン系やフェノチアジン系は検出されない。三環系抗うつ薬の使用頻度の減少に伴い、使用頻度が増加している四環系抗うつ薬や選択的セロトニン再取込み阻害薬（selective serotonin reuptake inhibitors；SSRI）、セロトニン・ノルアドレナリン再取込み阻害薬（serotonin & noradrenaline reuptake inhibitors；SNRI）なども検出不能である（**表4**）。

19. 尿中薬物定性試験

表4. トライエージで検出不能な代表的な抗精神病薬

系統	代表的な薬剤と主な商品名
ブチロフェノン系	ハロペリドール(セレネース)、ブロムペリドール(インプロメン)
フェノチアジン系	クロルプロマジン(ウインタミン、コントミン) レボメプロマジン(ヒルナミン、レボトミン)
四環系抗うつ薬	ミアンセリン(テトラミド)、マプロチリン(ルジオミール)
SSRI	フルボキサミン(ルボックス、デプロメール) パロキセチン(パキシル)、セルトラリン(ジェイゾロフト)
SNRI	ミルナシプラン(トレドミン)、デュロキセチン(サインバルタ)

ほかにも多くの検出不能薬物があるが、日常的に多く目にする薬剤を列挙した。
SSRI：選択的セロトニン再取込み阻害薬
SNRI：セロトニン・ノルアドレナリン再取込み阻害薬

- **トライエージ陽性＝急性中毒とは限らない。**

　たとえトライエージで陽性反応が出たとしても、その判定結果をもって急性中毒とは診断できない。陽性項目が AMP(アンフェタミン「覚せい剤」)、COC(コカイン)、THC(大麻)などの違法薬物の場合は、薬物乱用の可能性を考慮すべきであるが、医薬品の項目の場合は常用薬として内服している薬剤を検出しただけに過ぎないこともある。

　また、トライエージはあくまでも定性検査であり、原則として出現ラインの色の濃さで血中濃度は評価できない。経験的にはバンドが濃いほど濃度が高い印象があるが、臨床的な信頼性はない。例えば、フェノバルタールの治療濃度域が 10〜35 μg/mL に対して、トライエージのバルビツール酸類(BAR)の最低検

229

出濃度は 300 ng/mL であり、通常どおりに内服している患者でもバンドが鮮明に出現する。

• 偽陽性、偽陰性の問題

　トライエージが陰性であるということは、スクリーニング薬物がカットオフ濃度以下であるということを意味するだけである。また、各項目においてそれぞれに偽陽性、偽陰性が多いこともトライエージの弱点として指摘されている。ただし、長年の使用実績により、どのようなものが評価に影響するか多くの文献で示されており参考になる（表 5）。特に、市販薬の総合感

表 5．各項目の偽陽性、偽陰性となりうる薬剤

項目	偽陽性となりうる薬剤	偽陰性となりうる薬物
AMP	感冒薬（エフェドリン、麻黄）マオウメタボライト、MDMA	非常に稀
THC	非常に稀	非常に稀
COC	非常に稀	非常に稀
BZO	オキサプロジン	エチゾラム、トリアゾラム ニトロベンゾジアゼピン チエノジアゼピン アルプラゾラム
BAR	エトスクシミド	チオペンタール、チアミラール
TCA	カルバマゼピン クロルプロマジン フェノチアジン マプロチリン	アモキサピン、クロミプラミン
PCP	ジフェンヒドラミン トラベルミン レスタミン	
OPI	コデイン、ジヒドロコデイン レボフロキサシン	オキシコンチン

特に、感冒薬での AMP 陽性、鎮咳薬での OPI 陽性は、日常的によく遭遇するので記憶しておくとよい。

19. 尿中薬物定性試験

冒薬に含まれるエフェドリンや麻黄による AMP（アンフェタミン）陽性反応や、鎮咳薬に含まれるコデインによる OPI（モルヒネ系）陽性反応は現場で遭遇する頻度が高いので、施行者は周知しておいた方がよい。

それぞれの薬物検出の感度については、BZO および TCA の感度が低く、BAR や AMP の感度は高い。特に TCA の感度が低い原因には、最低検出濃度が高いことが指摘されている。特異度に関しては BZO がやや低いが、BAR、TCA、AMP などは比較的高いといわれている。

5・検査結果をどのように臨床に活かすか？

患者が一人暮らしであったり、薬物の服用に関して家族がまったく認識していないような症例では、患者本人が意識障害に陥っていると病歴聴取は不可能である。また、本人が薬物服用を隠蔽しているような場合も、急性薬物中毒という診断を下すことは困難である。このような症例では、トライエージの陽性反応が急性中毒の診断のきっかけとなる。トライエージでなんらかの薬物の陽性反応が確認されたら、どこかの精神関連の医療機関に通院している可能性が示唆され、陽性となった薬物のみならずトライエージでは判定不可能なほかの薬物の関与（**表 4**）も考慮しなければならない。さらに、既に通院中の医療機関が判明している症例でも、処方薬以外のものが検出された場合は、ドクターショッピングをしていたり、家人や友人に対して処方されている薬物を乱用している可能性が示唆される。

トライエージ陽性を根拠に再度、本人や家族に改めて病歴を聴取すると、「実は、……」のようなことは多々ある。

ただし、トライエージの結果だけで診断を決めつけるのでは

なく、出現している症状（トキシドローム）を合わせて評価しながら、急性中毒として矛盾しないかどうか鑑別診断を進めていくことが重要である。そのうえで、一般的な初期診療に加えて、中毒に対する特異的治療として、胃洗浄や活性炭投与、拮抗薬の投与などを検討する。

なお、トライエージの非典型的な使用方法として、ICU でベンゾジアゼピン系薬剤を用いて長期鎮静を行っていた場合に、鎮静薬終了後の意識障害の原因が薬剤効果の遷延であるかどうかを判断する際に用いることがある。

6・POCT 後の追加検査とその目的

トライエージはあくまでも簡易スクリーニング検査である。その結果によっては速やかに治療導入を決断するきっかけとなりうるが、**確定診断が必要な場合には高速液体クロマトグラフィーやガスクロマトグラフィーなどによる精密検査を追加する。** また、臨床的に薬毒物の存在が強く疑われる場合は、トライエージの結果が陰性であっても、検出可能薬物以外のものを含めたスクリーニング検査を考慮する。

（小島直樹）

20 HCG 定性

> **ポイント**
>
> ❶妊娠可能年齢女性の腹痛、性器出血では HCG 定性を！
>
> ❷HCG が上昇するのは主に 2 つ！ 妊娠（流産や異所性妊娠を含む）か、絨毛性疾患。
>
> ❸血清 HCG が 1,500～2,000 IU/L で子宮内に胎嚢が見えないときは異所性妊娠を強く疑う！

1・HCG とは？

・HCG（human chorionic gonadotropin）は絨毛細胞から産生される。

・感度はほぼ 100％であり、妊娠か絨毛性疾患に特異的な検査である。

・HCG とつわりには因果関係があるといわれているが、詳細な機序は不明である。

2・HCG 検査の実際

・検査結果を比較する場合は同一施設での測定値間で比較する。

・尿の定性検査は ≧20 mIU/mL で陽性となる。

・血清 HCG の値が 500,000 mIU/mL を超えると正確な値を示さないことがある（妊娠 8～11 週で最も高く 27,300～233,000 mIU/mL）[1,2]。

・妊娠終了後（分娩後、流産後など）7～60 日で陰性化するといわれている[3,4]。

・分娩後と異所性妊娠(ectopic pregnancy；EP)術後の患者を対象とした報告では、数日での半減期がおおよそ1日(9〜31時間)、その後半減期は緩徐となり2〜2.5日(55〜64時間)と報告されている。

a．妊娠の診断

・尿中 beta-hCG 定性試験(テストパックなどの妊娠反応試験)か血清 HCG で診断する。尿の方が簡便で短時間でできる(図1)。

　➡市販のもので患者が検査している場合、月経予定日(4週前後)から、あるいは月経予定日から1週後(5週前後)からわかるキットを使用したのか問診する必要がある。病院で使用するものは大概4週前後からわかるものだが、確認しておく。また、その検査日を問診しておくと妊娠週数を類推しやすい。

★不妊治療は EP のリスクになることがある。それについても問診する。

★妊娠週数は最終月経が始まった日を0週0日とする。

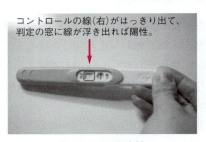

図1．HCG 尿定性

20. HCG 定性

- 異所性妊娠の疑いがある場合は血清 HCG を経過観察の指標に用いる。
- 妊娠 5 週前後で経腟超音波で胎嚢が見えるといわれている。

b．異所性妊娠（EP）（図2）…救急において重要な疾患

- 生殖可能年齢の女性の腹痛を診たらまず考える。
- 98％は卵管妊娠、そのほか頸管、子宮瘢痕部、腹膜などの妊娠がある。
- **腹痛と性器出血が最も多い症状**である[5]。しかし半数以上は卵管などが破裂し、出血を起こさない限り無症状である。
- EP を疑った場合、数日から1週間の間で血清 HCG と経腟超音波でフォローする。また、貧血の有無、血液型（ABO、Rh）などを術前検査で確認しておく。

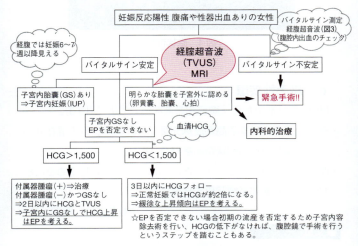

図2．異所性妊娠（EP）診断フローチャート

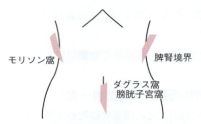

図3. 経腹超音波による腹腔内出血の検索

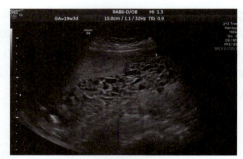

図4. 胞状奇胎

c. 絨毛性疾患

・HCG陽性をみたら、腹部超音波を当ててみる(**図3**)。
・子宮内腔を充満する高輝度な充実部分と囊胞部分の混在するエコー像をみたら胞状奇胎を疑う(**図4**)。
・産婦人科にコンサルトするとともに、肺に病変を認めることがあるので胸部単純写真を撮影する。

(山下有加、関沢明彦)

●文献

1) Muller CY, Cole LA, et al：The quagmire of hCG testing in

gynecologic oncology. Gynecol Oncol 112：663, 2009.

2）Cole LA：Immunoassay of human chorionic gonadotropin, its free subunits, and metabolites. Clin Chem 43：2233, 1997.

3）Butts SF, Guo W, et al：Predicting the decline in human chorionic gonadotropin in a resolving pregnancy of unknown location. Obstet Gynecol 122：337, 2013.

4）Billieux MH, Petignat P, et al：Early and late half-life of human chorionic gonadotropin as a predictor of persistent trophoblast after laparoscopic conservative surgery for tubal pregnancy. Acta Obstet Gynecol Scand 82：550, 2003.

5）Alkatout I, Honemeyer U, et al：Clinical diagnosis and treatment of ectopic pregnancy. Obstet Gynecol Surv 68：571, 2013.

21 血液型と Rh

> **ポイント**
> ❶超緊急時の輸血の際に POCT が役立つ可能性がある。
> ❷より安全な輸血を行えるように、POCT は用いられな
> くてはならない。

■はじめに ― POCT でやる意義

血液型の測定自体は、医学生のときに誰でも行ったことがあるように、平易に行える手技である。しかし実際は、血液型を医師が判定している場面は、現在ではほとんどみられない。

ER での診療では、外傷による出血性ショックや産科危機的出血など、時に大量出血による出血性ショックの患者を診る。出血源の検索を行いながら、救命のためにいち早く輸血を行わなければ死に至ってしまう、1 分 1 秒を争う初療となる。医師は出血性ショックを診断後、血液型検査と不規則抗体検査を行えるように少なくとも 2 ヵ所から採血を行い、輸血のオーダーをする。輸血管理部門にて臨床検査技師により、血液型検査と不規則抗体検査、交差適合試験を行い、迅速な輸血へとつなぐ。合併症を防ぐために、決して患者本人の自己申告を鵜呑みにせず、院内で血液型を調べる必要がある。

大病院の中央化された検査室、輸血管理部門がある場合は、24 時間安全にかつ迅速に緊急輸血の対応ができる。危機的出血の際には、輸血管理部門も一丸となった対応が必要である。超緊急時には O 型 RhD 陽性の赤血球製剤を準備する。各々の施設で可能な緊急輸血の対応は異なる。初療にあたる医師は熟知

21. 血液型と Rh

し、臨機応変な対応が必要となる。

　POCT（point of care testing）で血液型検査を行うことは、こういった超緊急時の輸血の際に役立つ可能性がある。また、プレホスピタルで事前に POCT を用いて血液型がわかれば、血液型適合の輸血をさらに迅速に準備することができると期待される。

　既知のとおり、溶血性輸血副作用（hemolytic transfusion reactions；HTR）は大きな問題であり、あってはならない合併症である。POCT で、迅速なだけでなく、より安全に輸血を行うことができないのであれば、それはまるで意味のないこととなる。医療安全といった面からも、しっかりと記録を残すシステムも必須である。それらをすべて兼ね揃えた際に、血液型判定を POCT でやる意義がみられる。

　血液型判定は誰でも平易に行える手技ではある。一方で安全に行わなければ命をも取られる可能性のある輸血へとつながる大事な判定であり、病院ごとにしっかりと管理体制を整え、個々のスタッフが十分に医療安全に配慮する必要がある。ここでは、ER の現場で行う血液型判定、緊急輸血や大量輸血を含めた輸血に関して理解を深めることを目標とする。

1・血液型の測定方法

　それぞれの試薬を用いて、試験管法、スライド法などで簡易に誰でも血液型判定を行うことができる。近年輸血管理部門では、操作と判定が自動化されたカラム凝集法などの使用が導入されていることも多いが、試験管法やスライド法は血液型検査の基本である。

239

a．ABO 血液型

赤血球のもつ A、B、2 種類の抗原と血漿（血清）中の抗 A、抗 B、2 種類の抗体の組み合わせにより**表 1** のように分類される。

表 1．ABO 血液型の反応と判定

オモテ試験		ウラ試験			判定
抗 A	抗 B	A 血球	B 血球	O 血球	
＋	－	－	＋	－	A
－	＋	＋	－	－	B
－	－	＋	＋	－	O
＋	＋	－	－	－	AB

＊＋：凝集あり、－：凝集なし。
＊この表に当てはまらない場合は、追加検査が必要となる。

1）オモテ検査

赤血球膜上の A、B 抗原の検査である。

> **用いられる試薬**
> ・抗 A 血液型判定用検体（抗 A 試薬）→青色に着色
> ・抗 B 血液型判定用検体（抗 B 試薬）→黄色に着色

2）ウラ検査

血漿（血清）中の抗 A、抗 B の検査である。

> **用いられる試薬**
> ・3～5% A_1 赤血球
> ・3～5% B 赤血球
> ・3～5% O 赤血球

21. 血液型と Rh

・輸血を行う際には、不適合輸血を避けるため、必ず、同一患者からの異なる時点での2検体で二重チェックを行う。同一検体の二重チェックも行うよう努める。これが、少なくとも2ヵ所から採血を行うということである。

b．RhD 血液型

RhD 血液型検査では、最も抗原の強い D 抗原が赤血球上にあるか検査し、**表2**のように分類される。

用いられる試薬

・抗 D 血液型判定用抗体(抗 D 試薬)

・Rh コントロール(Rh cont 試薬)

表2. Rh 血液型 D 抗原検査

抗 D	Rh cont	判定	輸血用血液
＋	－	D 陽性	D 陽性または陰性
－	－	D 陰性または weak D	D 陰性

＊＋：凝集あり、－：凝集なし。
＊weak D は D の変異型、確認するためには D 陰性確認試験を行う。

c．不規則抗体検査

輸血や妊娠、移植によりつくられる場合が多い。<u>可能な限り、不規則抗体スクリーニングは交差適合試験に先立って実施する。</u>不規則抗体スクリーニングには、臨床的意義のある不規則抗体を検出するために、間接抗グロブリン試験(IAT)を必須とする。多種類の不規則抗体のうち一部のものは溶血性副作用を引き起こすという報告がある。

d．交差適合試験

　患者と輸血用血液との適合性を調べる検査である。血液型検査と同様、凝集反応にて判定する（表3）。現在は、事前にABO式血液型、RhD血液型が確定され、不規則抗体を保有していない場合は、交差適合試験をコンピュータクロスマッチで代用することができる。また、赤十字血液センターから供給される赤血球製剤は、血漿成分がほとんど除かれており、血漿中の抗体による副作用は少なく、よって副試験は省略することが可能である。血漿製剤や血小板製剤には赤血球はほとんど含まれないので、交差適合試験は省略できる。

表3．交差適合試験

主試験	副試験	自己対照	判定	輸血
－	－	－	適合	可能
＋	－	－	不適合	輸血してはいけない
－	＋	－	不適合	できれば別の輸血を行う
－	＋	＋	不適合	できれば別の輸血を行う
＋	－	＋	不適合	輸血してはいけない
＋	＋	＋	不適合	輸血してはいけない

■主試験…患者血漿（血清）＋輸血用血液赤血球
■副試験…輸血用血液血漿（血清）＋患者赤血球

2・輸血の手順

　一般的に輸血を行う際に実施されている輸血の手順を以下に示す。患者に輸血される前後に、医師の判断・指示のもと、看

21. 血液型と Rh

護師、臨床検査技師といった多くのコメディカルがチームとなり、安全に輸血が施行されるようシステムは整備されているべきである。

a．診察室で医師の行うこと

①患者に輸血を行うリスクとベネフィットを考慮し、輸血の必要性を判断する。

②患者から輸血の同意をとる。ただし、本人の意識がなく、家族の連絡がつかない場合、医師の判断で行い、事後説明となることもある。

③血液型検査、不規則抗体スクリーニング、輸血前感染症検査のために、少なくとも2ヵ所から採血を行う。

④輸血管理部門に輸血のオーダーをする。

b．輸血管理部門で臨床検査技師が行うこと

①血液型検査、不規則抗体スクリーニング、交差適合試験を行い、報告する。

②輸血前感染症検査用血液を保管する。

③輸血のオーダーを受けたら、赤十字血液センターに輸血用血液製剤を発注し、受け取り、保管、払い出しを行う。ただし、緊急時は院内の在庫から、血液型適合の輸血用血液製剤を払い出すことがある。

④払い出しの際、輸血同意書の確認をし、**表4**の確認事項を確認し、外観チェックを行う。

⑤血液製剤の出庫登録をする。

表4．確認事項

- 患者 ID
- 患者氏名
- 患者血液型
- 輸血日
- 製剤種
- 製剤番号
- 数量
- 有効期限

243

c．診察室で医師・看護師が行うこと

①輸血用血液製剤を受け取り、内容を確認する（**表4**）。

②医師は輸血実施の具体的な指示を行う。看護師は輸血実施方法の確認を行う。

③輸血の準備をし、実施する。

④輸血の効果、副作用を診察、観察する。

d．輸血管理部門で臨床検査技師が行うこと

①輸血の有効性、輸血副作用の発生状況を確認する。

②未使用の血液製剤を回収する。

③回収した血液製剤を戻し入れ処理する。

④輸血実施記録を保管する。

3・危機的出血の際の緊急輸血

患者に直ちに輸血を行わなければ死に陥ってしまう状況では、救命を優先し、血液型や交差適合試験を一部省略して、輸血を行うことがある。

患者の緊急度に合わせ、より安全に救命する方法を選択する（**表5**）。

表5．輸血オーダーの緊急度コード（参考）

緊急度Ⅰ	異型適合血を考慮	大量出血、心停止が切迫
緊急度Ⅱ	未交差同型血の考慮	血行動態安定化のため昇圧薬が必要
緊急度Ⅲ	交差適合試験済み同型血	出血はしているが血行動態は安定

a. 緊急度に合わせた輸血オーダー

1) 緊急度 I

大量出血が継続しており、5分以内に輸血をしなければ、心停止が切迫している状態、いわゆる超緊急時である。血液型検査も省略し、O型RhD陽性の赤血球製剤を輸血する。ただし、輸血前に少なくとも2ヵ所以上からの採血は必須である。O型の血液製剤が輸血された後で検査用血液が採血されれば、患者本来の血液型判定は困難となる。併行して迅速に血液型検査を行い、血液型が確定し次第、同型赤血球の輸血へ変更する。この際、前医の情報や、自己申告、家族申告は受けない。患者に未交差のO型RhD陽性の赤血球製剤を輸血する際は、必ず、製剤の血液型がO型であることを2人以上で確認する。

O型RhD陽性の赤血球製剤を輸血する理由は、O型であれば患者の血液型が異なったとしても、患者のもつ抗体と直接的に反応するAおよびB抗原を発現していないためである。新鮮凍結血漿や血小板濃厚液は、AB型RhD陽性を輸血する。これは、AB型であれば患者の赤血球と直接反応しないためである。

理論的には、RhD陰性の血液型が望ましいが、わが国では入手困難なため、RhD陽性の血液型を輸血する。

2) 緊急度 II

15〜30分以内には輸血をしたい、血行動態安定化のため昇圧薬を必要とする状態である。迅速に血液型検査を行い、未交差同型血を考慮する。交差適合試験の結果が確定し次第、交差済みの同型赤血球の輸血を行う。

3) 緊急度 III

40分程度なら輸血を待てる、血行動態が安定している場合

は、交差適合試験まで済んだ同型型輸血を行う。

b．緊急輸血時の手順

　緊急輸血の際には、輸血管理部門も一丸となって、患者の救命に努める。緊急輸血はいつ生じるかわからない。**日頃より緊急輸血の対応についてマニュアルを作成しておくなど、管理体制を整えておくことが必要となる。**緊急輸血時に、輸血管理部門では以下のような対応を行っている。

　緊急度を告げる電話が輸血管理部門へ入る。

➡緊急度コード、患者 ID、患者氏名、出庫先、必要な輸血単位数を確認する。

➡輸血管理部門のスタッフに緊急事態を伝える。

➡血液型が不明、もしくは一度しか血液型の検査履歴がない場合は、O 型 RhD 陽性の赤血球製剤を準備する。血液型検査が 2 回以上行われていることが確認できれば、同型血を考慮する。

➡ラベルと同じ O 型であることをバッグのセグメント血で確認した O 型赤血球製剤を出庫する。受け渡しの際には確認事項（**表 4**）を怠らない。

➡輸血検査を実施する。

➡血液型が確定し次第、同型製剤を出庫し、先に出庫した O 型血液製剤を回収する。

➡輸血血液の在庫が不足する場合は、赤十字血液センターに発注する。

c. 参考

危機的出血に対し、2007年に日本麻酔科学会、日本輸血・細胞治療学会から「危機的出血への対応ガイドライン」が（図1）、

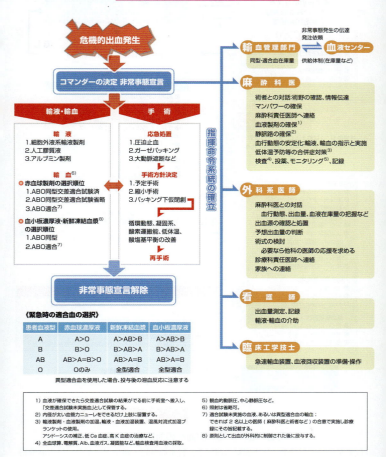

図1. 危機的出血への対応ガイドライン
（日本麻酔科学会，日本輸血・細胞治療学会，2007年11月改訂）

産科危機的出血への対応フローチャート

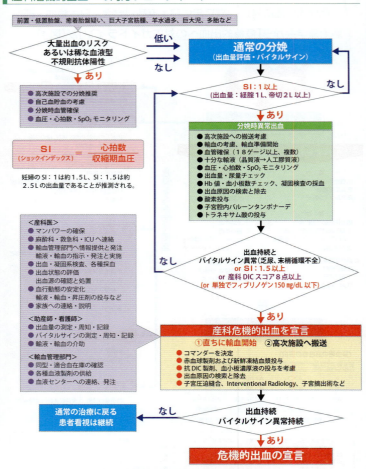

図 2. 産科危機的出血への対応指針 2017
(日本産科婦人科学会, 日本産婦人科医会, 日本周産期・新生児医学会, 日本麻酔科学会, 日本輸血・細胞治療学会, 2017 年 1 月改訂)

21. 血液型と Rh

産科危機的出血に対し 2017 年に日本産科婦人科学会、日本産婦人科医会、日本周産期・新生児医学会、日本麻酔科学会、日本輸血・細胞治療学会から「産科危機的出血への対応指針 2017」が出ている（図 2）。

4・大量輸血

a．合併症

ER の初療では、危機的出血の際に大量輸血を行うことがある。大量出血に対し大量輸液・輸血を行う際に表 6 のような合併症が起こりうる。特に、①低体温、②凝固異常、血小板減少による出血傾向、③組織低灌流に伴うアシドーシス、は外傷死の三徴ともいわれており、互いに助長し合い、悪循環を引き起こす。

低体温は、ヘモグロビン酸素解離曲線を左方偏位させ、組織への酸素供給を減少させ、アシドーシスを進行させる。低体温は、酵素活性や血小板の機能低下を引き起こし、凝固異常を増悪させる。また、凝固異常によりさらなる大量出血を引き起こし、アシドーシスや低体温を増悪させる。代謝性アシドーシスの状態では心拍出量は低下し、さらなる低血圧や不整脈を引き起こし、低体温を増悪させる。凝固因子の活性も低下させるた

表 6．大量輸液・輸血による主な合併症

①低体温
②凝固異常、血小板減少による出血傾向
③組織低灌流に伴うアシドーシス
④電解質異常（高 K 血症、低 Ca 血症、低 Mg 血症など）
⑤急性肺傷害（TRALI や TACO）や酸素放出能低下に伴う低酸素血症
⑥感染症

TRALI：transfusion-related acute lung injury（輸血関連急性肺傷害）
TACO：transfusion associated circulatory overload（輸血関連循環過負荷）

249

め、凝固異常も増悪する。

b．予防、改善方法

低体温には、ブランケットや体温管理装置などを用いて保温に努める。輸液や輸血の保温、人工呼吸器の加温・加湿も行う。大量輸液、輸血を行うため、輸液、輸血の加温システムは非常に有用である。

凝固異常には、輸血到着までの大量輸液は可能な限り控えることも予防につながる。輸液制限を行わないことで、血圧上昇に伴う再出血誘発、低体温の増悪、凝固因子や血小板の希釈や血小板の粘稠度低下による再出血誘発、凝固異常進行といったような、上記に示した悪循環に陥る可能性がある。

いまだ正確な投与方法は確立していないが、RBC：FFP：PC を 1：1：1 や 2：1：1 で投与する方法や RBC：FFP を 1：1 や 3：2 を目安に投与する方法が採られていることが多い。凝固異常、播種性血管内凝固症候群（DIC）を伴うような大量出血の際には凝固検査を忘れず行い、フィブリノゲン値は 150 mg/

表7．フィブリノゲンについて

フィブリノゲン値	凝固障害	対応
150 mg/dL 以下	止血不良	フィブリノゲン補充開始
100 mg/dL 以下	高度な止血不良	大量のフィブリノゲン急速補充が必要
50 mg/dL 以下	止血不能	集中的なフィブリノゲン補充が必須

＜フィブリノゲンの特徴＞
①止血可能域が狭く、止血不能になりやすい。
②凝固反応の最終基質であり、ほかに代償できる因子がない。
③血小板が凝集・粘着するために必須の蛋白質であり、フィブリノゲン欠乏状態では、血小板が機能せず、一次止血も不良となる。

dL 以下とならぬように凝固補充を怠らない（表7）。

　大量出血に伴う凝固異常に対し、グルコン酸カルシウムや塩化カルシウム、トラネキサム酸、遺伝子組換え活性型血液凝固第VII因子製剤の投与を行うことも考慮される。Ca^{2+}は凝固因子の補充因子として重要である。輸血製剤には抗凝固のためにクエン酸が加えられているが、組織灌流低下や低体温により肝機能低下している状態では、クエン酸の代謝が正常に行われず、クエン酸中毒として低 Ca 血症となっている。低 Ca 血症は心収縮力抑制や末梢血管抵抗低下、凝固異常遷延といった症状を引き起こすため、Ca^{2+}を補充する。トラネキサム酸はプラスミノーゲンからプラスミンへの変換を阻害し、フィブリンの分解を防ぐ作用がある。遺伝子組換え活性型血液凝固第VII因子製剤は組織因子と結合し、Ｘａ因子を活性化し外因系の凝固機能を活性化する。これによりⅡａ因子（トロンビン）が生成され、直ちにプロトロンビン時間が改善する。また、血小板活性化作用もあるとされる。

　電解質異常は血中濃度のモニタリングと補充が基本である。

　急性肺傷害に関しては、詳細は輸血の副作用・合併症の項で後述する。出血がコントロールできれば輸血を最小限にする。

5 ・輸血の副作用・合併症

　近年、輸血用血液製剤の安全性は格段に向上し、輸血療法は、適正に行われた場合には極めて有効性が高いことから、広く用いられている。しかし、正しく用いられていても、軽症のものから重篤なものまで、一定数の副作用・合併症は現在も生じているのが現実であり、起きてはならない人為的ミスによるものもゼロにはならない。血液製剤を使用する際には、こういった

副作用・合併症が生じる可能性があることを念頭に入れ、注意深く観察する必要がある。また、副作用・合併症が生じた場合は、緊急処置をとれる体制を整えておく必要がある。

輸血の副作用・合併症には、大別して、溶血性、非溶血性のものがあり、さらに発症時間によって、急性型と遅発性型に分けることができる。発生機序については免疫学的なもの、感染性のもの、そのほかの機序によるものがある。

ａ．溶血性副作用

1）急性型

・急性溶血性輸血副作用（acute hemolytic transfusion reaction；AHTR）

AHTR は、輸血後 24 時間以内に発症する副作用であり、ほとんどにおいて ABO 血液型不適合輸血が原因である。

異型輸血の中でも、溶血性副作用を引き起こすものを不適合輸血と呼ぶ。緊急時、血液型不明あるいは同型血入手困難で O 型赤血球を輸血することは、不適合輸血とはされない。

原因の多くは、輸血バッグ取り違えや検体取り違えなどの事務的ミスである。

Ａ型・Ｂ型抗原に対する抗体は主に IgM 抗体で、低濃度でも直ちに血球を凝集させるため、ABO 型の不適合輸血では血管内溶血反応による即時型で重篤な副作用を引き起こす。ほとんどの場合は輸血開始後 5〜15 分以内に認めている。

症状は**表 8** に示す。発生時には、直ちに輸血を中止し、輸血セット全体を交換し、細胞外液補充液の輸液に切り替える。重症度に応じて、ショックや溶血に対する治療を行う。3 時間以内に大量の不適合輸血が行われた場合は、適合血を用いた交換

21. 血液型と Rh

表8. AHTR 発症時の症状

- 発熱、悪寒
- 悪心、嘔吐
- 輸血部位、側腹部、腰背部、胸部、頭部などの疼痛
- 胸部不快感
- 呼吸困難
- チアノーゼ
- 低血圧、頻脈、ショック
- 紅潮
- DIC
- 急性腎不全など多臓器不全

輸血なども考慮する。血漿交換は根拠がなく無効とされる。

　救命処置と併行して、直ちに輸血管理部門への報告を行い、経過を記録する。

　医療安全管理部署なども含め十分に検討し、今後の対策を練り、院内マニュアルなどに反映させて、病院全体に周知する。

2）遅発性型

・遅発性溶血性輸血副作用（delayed hemolytic transfusion reaction；DHTR）

<u>輸血後1日～数日経過してから、不規則同種抗体（IgG 型）によって、血管外溶血を生じ、発症する。</u>

　多くは、過去の輸血や胎児赤血球の母体への移入によってつくられた抗体により、引き起こされたものである。

　症状は発熱、悪寒、原因不明の Hb 低下、黄疸、高ビリルビン血症などであり、軽症であることが多く、ほとんどは経過観察のみでよいとされている。稀に補体結合性の同種抗体によるものであると血管内溶血が生じ、重篤となる例もあり、その際は AHTR と同様の対応が必要となる。

　予期せぬ溶血の原因検索中や、追加輸血に伴う不規則抗体ス

クリーニングや交差適合試験が陽転したところで気づくことが多い。

予防としては、輸血に先立つ3日以内に採血された検体で検査を行う、連日輸血を行っている患者においては、少なくとも72時間ごとに検査用検体を提出する、過去の不規則抗体保有状況を把握しておくなどであるが、緊急時は困難である。

b．非溶血性副作用

輸血副作用の中で最も頻度が高い。2014年の赤十字血液センターに報告された非溶血性輸血副作用は1,451件であり、輸血による副作用・感染症報告総数1,554件の93.4%を占めていた。副作用の種類は、最も多いのは**蕁麻疹**であり、<u>アナフィラキシーショック、アナフィラキシー、血圧低下、呼吸困難、TACO、TRALI</u>などで、副作用の症状が重篤と判断されたものは705件(54.1%)であった(**図3**)。

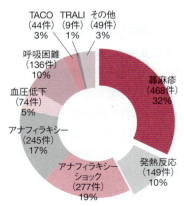

図 3．副作用の種類

1) 急性型

①急性アレルギー

発熱、蕁麻疹などの急性アレルギー反応は、**白血球や血小板などに対する抗体、白血球抗体（HLA 抗体、HNA 抗体）や血小板抗体（HPA 抗体）によって引き起こされる**ものである。過去の輸血や妊娠の際に産生される患者抗体が原因となる場合と、輸血する製剤が原因となる場合がある。

抗体以外にも、輸血製剤中に含まれる発熱性サイトカインが原因として考えられる。日本赤十字社は 2007 年 1 月 16 日より献血されたすべての血液で、保存前に白血球除去を行った白血球除去製剤を販売している。白血球除去により、白血球から産生されるサイトカインの産生も予防できていると考えられ、以前より発熱反応の副作用は減少した。

より重篤なアレルギー反応であるアナフィラキシーやアナフィラキシーショックは、血漿成分に対する血漿蛋白質抗体によるという報告もある。欧米などでは IgA 欠損患者に産生された抗 IgA によるアナフィラキシー関連の報告が多いが、わが国では IgA 欠損患者は欧米に比べ 1/10 程度、10,000〜20,000 人に 1 人と少ない。一方、欧米と異なりハプトグロブリン欠損の患者が多く、注意が必要である。IgA 欠損もしくはハプトグロブリン欠損患者への輸血が必要な際には、赤十字血液センターに事前に問い合わせ、洗浄赤血球製剤を輸血し予防する。

②輸血関連急性肺傷害（transfusion-related acute lung injury；TRALI）

基本的な病態は非心原性肺水腫であり、輸血中、もしくは輸血後 6 時間以内に低酸素血症、両肺野の浸潤影を伴う急性呼吸困難を引き起こす。ただし、循環負荷および肺炎などほかの呼

吸困難の原因は除外される。急性肺傷害の危険因子がある場合は、輸血が原因かはっきりしないため、possible TRALI として区別する（**表 9～11**）。

　TRALI は__白血球抗体が原因__とされる。製剤中の抗体が患者

表 9.　TRALI の診断基準

- ■ 急性肺傷害
  - ・急激な発症
  - ・低酸素血症（PaO₂/FiO₂≦300 mmHg、SpO₂＜90％ on room air）
  - ・胸部 X 線で両側肺浸潤影
  - ・循環負荷などは認めない
- ■ 輸血前に急性肺傷害を認めない
- ■ 輸血中または輸血後 6 時間以内の発症
- ■ 急性肺障害に関連する輸血以外の危険因子を認めない

（日本輸血・細胞治療学会輸血療法委員会：輸血副作用対応ガイド（ver. 1.0）による）

表 10.　possible TRALI の診断基準

- ● 急性肺傷害
- ● 輸血前に急性肺傷害を認めない
- ● 輸血中または輸血後 6 時間以内の発症
- ● 急性肺障害に関連する輸血以外の危険因子を認める

（日本輸血・細胞治療学会輸血療法委員会：輸血副作用対応ガイド（ver. 1.0）による）

表 11.　急性肺傷害の危険因子

直接的肺傷害	間接的肺傷害
誤嚥	重篤な敗血症
肺炎	ショック
有害物吸入	多発外傷
肺挫傷	熱傷
溺水	急性膵炎
	心肺バイパス
	薬剤過剰投与

（日本輸血・細胞治療学会輸血療法委員会：輸血副作用対応ガイド（ver. 1.0）による）

白血球と反応し、好中球の凝集や補体活性化による肺毛細血管の透過性亢進が起こると推測されている。前述のとおり、現在わが国では輸血用血液は全製剤、保存前白血球除去が行われているため、患者の白血球抗体が、輸血血液中の残存白血球と反応し TRALI を起こす可能性は低い。また、そのほかの原因として、疾患や病態などでプライミングされた好中球を、長期保存の血液製剤中に含まれるとされる活性脂質などが活性化することで肺傷害を引き起こすといった非免疫学的機序の関与も考えられている。

　予防として、男性由来血漿製剤の優先使用により、発症率が低下したという報告がある。

　早期に確定診断し、迅速に原因製剤の輸血を中止し、酸素投与や人工呼吸管理といった呼吸管理を行う。循環障害を認めた際には迅速に循環管理も行う。副腎皮質ステロイド薬や好中球エラスターゼ阻害薬を用いた報告はあるが、有効性は確認されていない。

③輸血関連循環過負荷（transfusion associated circulatory overload；TACO）

基本的病態は心不全である（表 12、13）。

表 12. TACO の診断基準

下記項目のうち 4 つを満たすものを TACO とする。
- 急性呼吸不全（$PaO_2/FiO_2 \leqq 300$ mmHg、$SpO_2 < 90\%$ on room air）
- 頻脈
- 血圧上昇
- 胸部 X 線で急性肺水腫もしくは肺水腫の悪化
- 水分バランスの超過

輸血 6 時間以内の発症。
BNP の上昇は TACO の診断の補助になる。

（ISBT Haemovigilance working party による）

表 13. 日本赤十字社における TACO の評価基準

1. 急性呼吸不全
2. 胸部 X 線上で肺浸潤影を認める
3. 輸液・輸血過負荷を認める
4. 輸血中・輸血後 6 時間以内に発症
5. 血圧上昇
6. 頻脈
7. BNP、NT-proBNP 値を参考とする
1〜4 は必須とする。

〈除外項目〉
・透析中の患者
・人工心肺使用中・後の患者
・補助体外循環装置を使用中の患者
・現在治療中の心不全または慢性呼吸不全がある患者

表 14. TRALI と TACO の比較

	TRALI	TACO
体温	発熱±	変化なし
血圧	低下	変化なしまたは上昇
呼吸症状	急性呼吸不全	急性呼吸不全
頸静脈	不変	怒張±
聴診	ラ音	ラ音、心音で S3 聴取±
胸部 X 線	両側肺浸潤影	両側肺浸潤影
左室駆出率	正常または低下	低下
肺動脈楔入圧	≦18 mmHg	>18 mmHg
肺胞滲出液	滲出性	漏出性
水分バランス	不定	正
利尿薬の効果	ほとんどなし	あり
白血球数	一過性の減少	不変
BNP	<200 pg/mL	>1,200 pg/mL
白血球抗体	ドナーの白血球抗体陽性でドナー・レシピエント間のクロスマッチ陽性	ドナーの白血球抗体の存在は問わないが、陽性の場合は TRALI の可能性もある

TRALI と TACO では治療方法が異なるため、鑑別が必要で
あるが、いずれも低酸素血症を示し、発症時期も同様であり、
判断が困難なことが多い（表14）。

④細菌感染症

日本赤十字社では、採血時の皮膚常在菌混入予防を含め、さ
まざまな安全対策を講じており、輸血による細菌感染症の発生
は極めて低くなっている。血小板製剤はその機能を保つために
室温で保存されているため、稀ではあるが、細菌汚染があった
場合には混入した細菌の増殖が早く、輸血時に細菌感染症を生
じることがある。また、赤血球製剤は長期保存により *Yersi-
nia enterocolitica* や *Serratia liquefaciens* などの細菌感
染症が問題となる。これらの菌は保存中にエンドトキシンと呼
ばれる菌体内毒素を産生し、菌血症やショックの原因となる場
合がある。これらの予防のために、輸血製剤バッグを観察する。
細菌が極度に増殖すると著しい溶血を起こすため、バッグ内は
溶出したヘモグロビンの色調で黒色化したり、凝血塊を認める。
セグメント内の赤血球層は通常、正常な色調であるので、色調
比較する。またバッグの破損や閉鎖系の破綻がないかも確認す
る。

2）遅発性型

①輸血後移植片対宿主病（post transfusion-graft versus host disease；PT-GVHD）

輸血製剤に含まれる供血者のリンパ球が、患者の組織を認識
して傷害することにより生じる。供血者と患者の HLA タイプ
の組み合わせにより、一定の確率で起こりうる現象で、近親者
間の輸血ではさらに確率が高くなる。また、患者が免疫不全状
態の場合も危険因子となる。輸血1〜2週間後に、発熱、紅斑、

下痢、肝機能障害などで発症し、その後、汎血球減少、敗血症、多臓器不全など重篤な病態となり、死亡率は95%以上といわれる。治療法は確立しておらず、発症予防が重要である。血液製剤への放射線照射が最も有効であり、2000年以降、放射線照射血液製剤によるPT-GVHDの確定報告はない。

②輸血後紫斑病（post-transfusion purpura；PTP）

輸血5〜7日後に血小板数が著減し、出血傾向（紫斑、鼻出血、消化管出血など）が起こる。濃厚血小板製剤、または自己の血小板に対する抗血小板抗体によると考えられるが、詳細の機序についてはよくわかっていない。γグロブリンにて加療する。

③ウイルス感染症

輸血後肝炎は、供血時のウイルス検査法の進歩で近年激減している。供血者が感染後のウインドウ期間にスクリーニング検査をすり抜けて献血した場合に感染を生じる可能性がある。医師は、患者の肝炎リスクを考慮し、輸血前後に肝炎ウイルス関連検査を行う必要がある。ヒト免疫不全ウイルス（HIV）についても同様である。

④輸血関連ヘモジデローシス

再生不良性貧血や骨髄異形成症候群などの支持療法で長期赤血球輸血を受けた患者に鉄が沈着し、肝臓、心臓、膵臓、甲状腺、内分泌臓器や中枢神経などに障害を起こす二次性鉄過剰症である。鉄キレート療法にて加療する。

（大野絢子）

●参考文献

1) 厚生労働省医薬食品局血液対策課：輸血療法の実施に関する指針（改訂版）. 平成17年9月.
2) 日本麻酔科学会, 日本輸血・細胞治療学会：危機的出血への対応ガ

イドライン. 2007（http://www.anesth.or.jp/guide/pdf/kikiteki GL2.pdf）.

3）日本産科婦人科学会，日本産婦人科医会，日本周産期・新生児医学会，日本麻酔科学会，日本輸血・細胞治療学会：産科危機的出血への対応指針 2017. 2017（http://www.anesth.or.jp/guide/pdf/guideline_Sanka_kiki.pdf）.

4）日本赤十字社血液事業本部医薬情報課：赤十字血液センターに報告された非溶血性輸血副作用. 2014.

5）Skate RC, Eastlund T：Distinguishing between transfusion related acute lung injury and transfusion associated circulatory overload. Curr Opin Hematol 14：682-687, 2007.

22 胸部 X 線写真

ポイント

❶胸部 X 線写真は胸部症状を示す患者の診断確定に最も
　迅速かつ有用な検査である。

❷読影の際には全体を眺めた後、各自同じ順序で視線を動
　かして読影漏れを防ぐ。

❸異常所見を見つけるには正常写真でみられる陰影を理解
　し、かつ多くの正常写真を読影することが大切である。

❹症状や病態に直結する所見の有無を素早く判断するため
　に、予想される疾患とその鑑別疾患を常に念頭におく。

■はじめに

　呼吸困難、胸痛、発熱などの症状で救急外来を受診する患者
は比較的多く、胸部 X 線撮影は<u>診断確定に最も迅速かつ重要
な検査</u>である。胸部 X 線写真には胸部のみならず全身状態の
情報も含まれており、撮影することのデメリットはない。また、
救急外来における胸部 X 線写真の読影では、臨床症状や切迫
した病態に直結した所見を優先して探すべきであり、緊急性の
少ない微細な所見は後日精査すればよい。

　本章では、救急外来で必要な胸部 X 線写真読影の基礎知識
について、主に成人例について述べる（**図 1**）。

22. 胸部X線写真

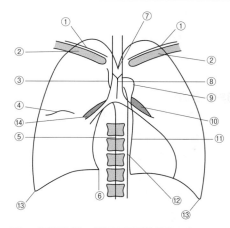

図1. 正常胸部X線写真正面後前像のシェーマ
①鎖骨随伴陰影 ②鎖骨 ③上大静脈 ④小葉間裂 ⑤奇静脈食道線 ⑥心横隔膜角 ⑦後接合線 ⑧前接合線 ⑨大動脈弓 ⑩左肺動脈 ⑪下行大動脈 ⑫左傍脊椎線 ⑬肋骨横隔膜角 ⑭右肺動脈

1・撮影体位による見え方の違い

胸部X線写真の読影では最初に心陰影に目がゆくが、立位撮影での心胸郭比（cardiothoracic ratio；CTR）は50%以下が正常である。臥位では縦隔が拡大して見え、CTRが55%以上になることもある。さらに立位と比べて肺血管陰影も目立って見え、特に上肺野において顕著である。

2・重要な異常所見

胸部X線写真の読影順に決まりはないが、まず全体を眺め、その後、<u>各自毎回同じ順序で視線を動かして読影</u>し、左右差にも注意するのがよい。同じ順序で読影することにより、一見し

てわかる粗大病変にのみ気を取られ、重要な所見を見逃すことを防ぐ。また過去のX線写真があれば必ず比較することが重要である。

a．胸郭、胸膜

胸膜の肥厚、胸水、気胸の有無を確認する。少量の胸水は、立位正面像での肋骨横隔膜角の鈍化や側面像を撮影することにより比較的診断可能であるが、臥位では困難である。臥位では片側または両側肺野の透過性低下、横隔膜上縁の不明瞭化、肺底部の透過性低下と血管陰影の不明瞭化などで疑うが、胸部CT検査が確実である。

b．心大血管、肺門・縦隔

1）心縦隔陰影の位置

心縦隔陰影の偏位は多量の胸水貯留、緊張性気胸、無気肺、胸郭術後、漏斗胸などにみられる。一側肺の透過性が低下している場合、大量の胸水があれば縦隔は対側（健側）に偏位し、高度の無気肺であれば同側（患側）に偏位する。しかし、胸水貯留に受動性無気肺を伴うことはよくある。肺葉切除や結核による胸郭形成術後では縦隔は同側に偏位する。

2）心陰影の大きさ

心陰影の大きさの評価は心胸郭比（CTR）で行う。立位撮影では50%以下が正常であるが、呼吸、体型、年齢により変化する。<u>臥位撮影での正常値は55〜57%以下である。</u>心陰影の拡大をきたす疾患には心不全、心弁膜症、心膜液貯留、心筋症、心筋炎、心室瘤などがある。

3）心縦隔陰影の辺縁

　右第１弓の突出は腕頭動脈の蛇行、右側大動脈弓、大動脈瘤、大動脈弁異常、リンパ節腫大、上縦隔腫瘍などが考えられる。右第２弓の突出は右房の拡大、下大静脈の拡大、心膜液貯留、心膜嚢胞などを考える。左第１弓の突出は大動脈の蛇行や拡大、大動脈瘤、縦隔腫瘍などが考えられる。左第２弓の突出には肺高血圧などによる肺動脈の拡大、リンパ節腫大、縦隔腫瘍などがあり、左第３弓の突出は左房の拡大である。左第４弓の突出は左室の拡大、心膜液貯留、心室瘤、心膜嚢胞などが考えられる。<u>肥満患者では横隔膜の挙上や心外膜への脂肪沈着などで左第４弓が突出しやすい。</u>

　縦隔陰影では気管の偏位や気管、気管支の狭窄にも注意を払う必要がある。

ｃ．肺野、肺血管陰影

　肺野で見えるのは大部分が肺動静脈陰影であり、気管支は肺動脈と併走するが通常はほとんど見えない。正常立位正面像では下肺野で肺血管陰影は太く見えるが、臥位では上肺野との差がなくなる。心不全や僧帽弁異常による肺静脈圧亢進により肺血管陰影は太くなるが、<u>上肺野においてより顕著である。</u>肺気腫、肺高血圧症などでは肺血管陰影は細くなる。肺血栓塞栓症では、閉塞した肺血管の陰影の狭小化や途絶がみられることがある。肺野にはさまざまな疾患により、肺実質性陰影や間質性陰影、あるいは両者の陰影が認められる。その性状、位置、広がりは疾患の診断および重症度の把握に重要である。

d．高齢者の胸部X線写真

　高齢者の胸部X線写真では、若年者とは異なり、加齢や生活歴、既往歴などにより臓器や胸郭に変化が加わり、病的意味は乏しい陰影を認めることが多い。気管支壁、大動脈壁、肋軟骨の石灰化はよくみられる。腕頭動脈の蛇行は上縦隔腫瘤と迷うことがある。大動脈の蛇行もよくみられるが、動脈瘤との鑑別が必要なこともある。高齢者の臥位撮影では皮膚のしわが線状陰影としてみられることがあり、時に気胸を疑うことがある。線状陰影が胸腔外に連続していることや、肺血管陰影が線状影をまたぐことなどから鑑別される。背椎後彎(亀背)になると、立位像で肺野の狭小化やCTRの増大、横隔膜の挙上と横隔膜の左右の高さの差の消失が認められる。陳旧性肺結核による石灰化、胸膜肥厚、線状・索状影が認められることも珍しくない。

3・臨床症状と鑑別疾患

a．呼吸困難

　呼吸困難をきたす疾患には急性疾患だけではなく、感染などを契機にした慢性疾患の急性増悪がある。主な呼吸困難をきたす疾患について述べる。

1）気道狭窄、閉塞

　気道異物、急性喉頭蓋炎、悪性腫瘍などにより起きる。発症の経緯、理学的所見が胸部X線撮影より診断に有用である。義歯などのX線非透過性のものはX線写真で描出されるが、食物異物やプラスチックなどはX線透過性であり、X線写真で同定することは困難なため、CT検査が至急必要である。上気道の狭窄では、吸気時に頸部で強いストライダー(strider)が聴取される。異物が気管支に存在する場合には、チェックバル

22. 胸部 X 線写真

ブ現象により air trapping を呈することがある。**患側は air trapping のために吸気、呼気での肺容積の変化に乏しく、縦隔陰影は健側に偏位する。**悪性腫瘍による気道狭窄では、胸部 X 線写真の診断的価値は低く、CT 検査が必要である。

2）肺の器質的および機能的異常

肺炎、気胸、気管支喘息、肺気腫、間質性肺炎・肺線維症などがある。

①肺炎

胸部 X 線撮影は診断に最も有用である。発熱、咳、膿性痰を伴い、**肺胞性陰影**が認められれば診断に迷うことはない。肺胞性陰影は air bronchogram を伴うことがあり、区域性またはそれ以上の範囲に広がり、両側肺に多発することもある。嚥下性肺炎は右下肺野、特に S^6 や S^{10} に多い。したがって心臓の裏や、横隔膜の後ろの浸潤影に注意を要する。陰影の性状で起炎菌を予測することは困難である。

②気胸（図2）

診断は胸部 X 線撮影によってなされる。突然の呼吸苦、胸痛、咳嗽などを伴い、**患側の呼吸音の低下や音声伝達の不良**を認めれば気胸を第一に疑う。胸部 X 線写真で**虚脱した肺の辺縁と、その末梢の肺血管陰影が消失し、透過性が亢進した領域**を見つければ診断は確定する。気胸は胸水を伴うことがある。肺尖部などのわずかな気胸は見つけにくいことがあり、**最大呼気位での撮影**が有用である。臥位での撮影は気胸の発見が立位より困難である。片側肺底部の透過性亢進、肋骨横隔膜角の開大、心辺縁や横隔膜の輪郭の鮮明化などの所見が参考になる。また、巨大な肺嚢胞との鑑別や、肺気腫患者における軽度の気胸の診断は胸部 X 線写真のみでは困難なことも多く、CT 検査

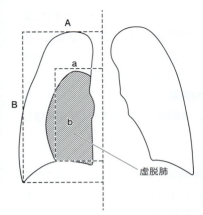

図2. 気胸の肺虚脱率の計算法

虚脱度 = $\frac{AB-ab}{AB} \times 100$ (%)

[肺虚脱の程度による重症度分類]
虚脱が20%未満　　　軽　度（Ⅰ度）
20〜50%　　　　　　中等度（Ⅱ度）
50%を超える　　　　高　度（Ⅲ度）

[別の分類]
虚脱が20%未満　　　Ⅰ度
20〜80%　　　　　　Ⅱ度
80%を超える　　　　Ⅲ度

が必要となる。気胸を診るうえで最も重要なのは緊張性気胸の診断である。<u>緊張性気胸は肺が虚脱し、患側胸腔内にチェックバルブ機構により空気が充満し、圧力が亢進した状態</u>である。重度の呼吸困難とともにショック状態となることがある。緊急性が極めて高い疾患である。縦隔（気管、心陰影）が対側（健側）へ偏位し、患側で血管陰影が消失し、透過性が著明に亢進することで診断できる。

③気管支喘息

喘鳴を伴う呼吸困難で、多くの場合同様の既往があり、診断に苦労することは少ない。しかし<u>高齢者では、心不全による心臓喘息との鑑別が必要なことが多く、</u>胸部X線写真が鑑別に最も有用である。気管支喘息発作では多くの場合、胸部X線写真では異常を認めない。発作が強いときには肺の過膨張を認めるが、診断的価値は少ない。明らかな気管支喘息発作であっても、発熱などから肺炎の合併を疑うときや、突然の胸痛、呼吸

困難の増悪で気胸の発症を疑うときには胸部X線撮影が必要である。

④肺気腫（図3）

中年以降の喫煙者に多い疾患であり、息切れが徐々に進行する。気道感染により呼吸困難が急性増悪する。胸部X線写真の特徴には、**肋骨が水平に走り胸郭がビール樽状になる、横隔膜の平低化、心陰影が細くなる（滴状心）、肺血管陰影が細くなり、肺野の透過性が亢進する、側面像での胸骨後腔の拡大**などがある。肺気腫の急性増悪には肺炎や心不全の合併が珍しくないので、それらの陰影を読影する際には、肺気腫の存在にも考慮が必要である。肺気腫に合併した心不全では、心陰影の拡大や、肺血管陰影の拡大がわかりにくいことがあり、以前の胸部X線写真と比較する必要がある。

肺気腫と同じ閉塞性換気障害を示す肺疾患に慢性気管支炎がある。肺気腫と合わせてCOPD（chronic obstructive pul-

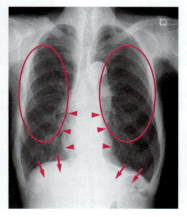

図3. 70歳、男性：肺気腫
横隔膜が平低化し（↓）、心陰影が細くなっている（▲：滴状化）。肺血管陰影は細くなり、肺野の透過性が亢進している（○）。

manary disease：慢性閉塞性肺疾患）と呼ぶが、慢性気管支炎では肺の過膨張所見はあまり目立たない。進行すると気管支壁の肥厚、輪状陰影、索状影などが特に下肺野で出現する。

⑤ 間質性肺炎・肺線維症（図4）

両側下肺野末梢外側優位、肺底部優位に線状・網状影、小粒状影が認められる。小輪状〜粗大輪状陰影を呈する蜂窩肺などの所見も認められる。**肺の容量は減少し、横隔膜は挙上する。**胸部高分解能CT（HRCT）はより診断的価値が高い。間質性肺炎・肺線維症に肺炎などを併発すると、呼吸困難は急性増悪し、胸部X線写真にさまざまな実質性陰影が加わる。

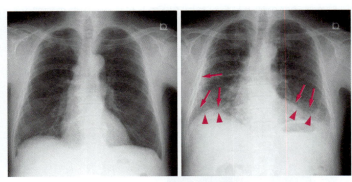

図4. 67歳、男性：間質性肺炎
写真左は発症前で、右は間質性肺炎発症後である。両側、下肺野、外側を中心に網状・線状影が認められる（↓）。横隔膜は明らかに挙上し（▲）、肺容積の減少を示している。

⑥ 肺悪性腫瘍

初期の肺癌では呼吸困難はきたさないが、気道の狭窄・閉塞、無気肺、大量の肺水貯留などにより呼吸困難を生じる。この段

階では腫瘍陰影以外に無気肺や胸水貯留、肺炎の合併、リンパ節腫大など多くの陰影が認められるが、特に気管・気管支の狭窄・閉塞は注意してみる必要がある。狭窄・閉塞を疑えば CT 検査で確認を急ぐ。

3）循環不全

心不全（心原性肺水腫）、肺血栓塞栓症などが呼吸困難を引き起こす。

①心不全

呼吸苦・呼吸不全患者において<u>比較的頻度が高く、特に高齢者では常に念頭におかなければならない</u>疾患である。心不全の原因はさまざまであるが、感染などで容易に増悪し、また、肺気腫や肺線維症などの基礎疾患に合併するため、胸部 X 線写真の読影には注意が必要である。

心不全が軽度または初期の場合、<u>間質性肺水腫の病態を反映し、心陰影の拡大とともに小葉間裂の肥厚、肺血管陰影が特に上肺野で増強</u>する（図5、6）。さらに胸水の貯留が認められることもある。間質陰影の増強を反映してカーリー（Kerley）A 線（肺門部に向かう 5 cm 程度の線）、Kerley B 線（肺野末梢に複数みられる 1～2 cm の線）が認められる。さらに気管支壁の肥厚を示す peribronchial cuffing サインがみられる。心不全が重症化すれば<u>肺胞性肺水腫</u>となり、肺門を中心に蝶が羽を広げたような浸潤影（<u>butterfly shadow</u>）が出現し、<u>air bronchogram</u> が認められる。さまざまな程度の<u>胸水貯留</u>も出現する。間質性肺水腫の段階を見逃さないことが重要である。

②肺血栓塞栓症

術後や骨折、長期臥床、長時間同じ姿勢でいた（エコノミークラス症候群）などが原因となり、<u>突然の呼吸困難、胸痛で発症</u>す

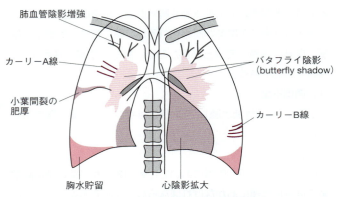

図 5. 心不全における胸部 X 線写真の変化

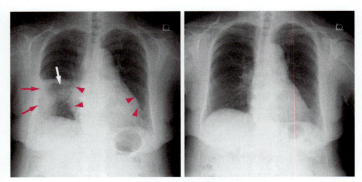

図 6. 85 歳、女性：心不全

左は喘鳴、呼吸苦で来院したときの立位写真である。心陰影は拡大し（▲）、上肺野の血管陰影が増強している。右下肺野外側を中心にべっとりとした比較的均一な陰影が認められる（↓）。さらに小葉間裂が帯状に肥厚している（⇩）ことから、胸水の貯留が考えられる。pro-BNP は 3,075 pg/mL であった、右の写真は心不全治療開始 2 週間後であるが、胸水は消失し心陰影も縮小している。後に pro-BNP は 375 pg/mL まで改善している。

ることが多い。**胸部 X 線写真では明らかな異常所見を認めない**ことが多く、所見があってもほとんどは非特異的である。むしろ異常を認めないことが肺血栓塞栓症を疑う根拠になる。直ちに胸部造影 CT 検査や心臓超音波検査を行う必要がある。

③急性肺傷害・急性呼吸窮迫症候群（acute lung injury；ALI/acute respiratory distress syndrome；ARDS）

病態は肺胞領域の非特異的炎症による**肺血管の透過性亢進による肺水腫**である。胸部 X 線写真では、肺門中心性ではないさまざまな程度の浸潤影が認められる。心原性肺水腫と異なり、間質性浮腫を示す所見は目立たない。**肺血管陰影の増強も少ない**。基本的に**左房圧の上昇がないため心陰影の拡大はなく、胸水貯留も少ない**。胸部 X 線写真で診断を確定するものではないが、病変の広がりや病勢の評価は可能である。

4）中枢神経の関与

呼吸循環系に異常がなく、呼吸困難をきたして救急外来を受診する比較的頻度が多い疾患として、過換気症候群やパニック障害がある。**低酸素血症がなく、胸部 X 線写真に異常を認めない**ことが診断の一助になる。

b．胸痛・背部痛

胸痛・背部痛の鑑別疾患は多岐にわたるが、急性冠症候群（心筋梗塞、狭心症）、肺血栓塞栓症、大動脈解離、大動脈瘤破裂、気胸、上部消化管穿孔、肺炎、胸膜炎、心筋炎、心膜炎、帯状疱疹、外傷などが考えられる。肺炎、胸膜炎、気胸などを除けば胸部 X 線検査で鑑別できる疾患は多くない。胸部大動脈解離も異常影として認められないことも少なくない。しかし陰性所見も重要であり、速やかに CT、心電図、超音波検査を行う必

要がある。

1）胸膜炎

胸膜に炎症が生じ、**胸膜腔に胸水が貯留**する病態であり、胸膜の肥厚がある。肺炎や結核に伴うことも少なくない。胸部 X線写真で胸水貯留が認められれば病的所見といえる。原因には感染・炎症性疾患のみならず、心不全、肝硬変、腎不全、ネフローゼ症候群などの非炎症性疾患も多いため、胸部 X線写真の所見のみでは原因を特定できない。非炎症性の胸水貯留では胸痛の訴えは少なく、大量貯留による呼吸苦が多い。胸部 X線写真で**胸膜肥厚の有無、肥厚の整・不整、結節の有無、石灰化などの所見は診断上有用**である。また、胸水の濃度や分布（片側性、両側性など）を確認する。膿胸や結核など胸膜に炎症や癒着があれば、胸水が被包化され、肺実質に対して膨隆したり、重力に従わない不自然な分布を示すことがある。

2）急性腹症（消化管穿孔）

胸痛〜心窩部痛を主訴として来院することがあるが、**右横隔膜下の遊離ガス像の診断には、立位の胸部 X線写真が有用である。**

c．発熱・咳嗽

1）気管支肺炎

発熱を伴う咳嗽、喀痰の存在は気道感染を第一に考える。軽症例で高齢者でなければ、肺炎より急性上気道炎が疑われ、胸部 X線撮影の必要性は少ない。比較的重症な例や全身状態の不良例、発熱・咳嗽が長く続いている場合、高齢者、特に基礎疾患を有する例では、肺炎の鑑別のために積極的に胸部 X線撮影を行うべきである。**肺野に浸潤影を認めれば肺胞レベルの**

感染と診断でき、浸潤影がなければ感染は上気道～気管支にとどまる。

　肺炎では、境界不鮮明で区域性あるいは肺葉性に分布する、癒合傾向を示す肺胞性陰影（浸潤影）が認められ、air bronchogram を伴うことがある。心臓や横隔膜と重なる領域の陰影を見逃さないように注意が必要である。肺血管陰影が明瞭に見えるかどうかが診断の助けになる。右下肺野では肺血管陰影の重なりから、わずかな異常陰影がわかりにくいが、血管陰影辺縁のぼけ・不明瞭化に注意する。

　陰影のみで起炎菌は推定できないが、マイコプラズマ肺炎は流行性があり、比較的早期にはすりガラス陰影を示すことが多い。レジオネラ肺炎では温泉や循環風呂での感染が多く、陰影が両側性で急激に呼吸困難となることが少なくない。高齢者や基礎疾患を有する肺炎では、胸水貯留や無気肺、気腫性変化や間質性陰影、陳旧性肺結核などの多彩な陰影により修飾されることも珍しくない。肺炎による浸潤影との鑑別を要する疾患として無気肺があるが、浸潤影は無気肺とは異なり肺容積の減少を伴わない。浸潤影は陰影の境界線が含気のある側に凸となることがしばしばある。いずれにしても胸部 X 線写真で肺炎を診断することは比較的容易であり、CT 検査が必要となる場合は少ない。

２）肺結核

　高熱の出現や急性の呼吸困難となることは少ないが、咳嗽が長期に続いていれば胸部 X 線撮影を行うことになる。上肺野に多く、浸潤影の周囲に粒状影が目立ったり、空洞を認める場合、陰影のわりに炎症反応や症状が乏しい例では、肺結核や非定型抗酸菌症を疑う。粟粒結核では両側肺に粒状影がびまん性

に広がり、粒状影の分布は不規則である。肺線維症とは異なり、**陰影は下肺野・胸膜下優位ではなく、**網状影や蜂窩肺は認められない。

4・胸部外傷

胸部外傷で致命的な疾患は、心タンポナーデ、気道閉塞、フレイルチェスト、緊張性気胸、開放性気胸、大量血胸、大動脈損傷など多岐にわたる。胸部 X 線写真は診断に極めて有効であるが、速やかに CT 検査が必要な場合も多い。胸部 X 線写真では、最初に大量血胸と多発肋骨骨折の有無を確認し、ほかの異常所見を検討する。臥位での撮影になるため、心縦隔陰影の拡大、肺血管陰影の増強など、陰影の見え方が立位とは異なることに注意する。

a．血胸

肺野の透過性低下として認識されるが、このときには既に大量である。臥位では胸水・血胸は肺底部背側へ広がり、同時に側胸部、横隔膜に沿って腹側へ進展するため、**少量の血胸を見つけるには肺底部領域、特に傍椎体領域に注目する必要がある。**

b．気胸

胸部外傷では気胸の発生頻度が高いが、臥位での撮影となり立位撮影より発見が難しい。胸腔内の空気は肺底領域の腹側に貯留するため、**肺底部の透過性を亢進させる。**さらに横隔膜を押し下げるから肋骨横隔膜角を開大・深遠化（deep sulcus サイン）させる。虚脱した肺辺縁を示す線状影と、その末梢の血管陰影の消失があれば診断は確実である。**軽度の気胸でも、陽圧**

換気を行う場合には緊張性気胸になる可能性があり、注意を要する。 可能であれば速やかに胸部 CT 検査を行う。

c．心タンポナーデ

心陰影の拡大、血圧低下、心音の微弱化を認めれば疑い、心臓超音波検査を至急行う。

■おわりに

救急外来ではさまざまな症状、疾患を扱い、その重症度も軽症から重症まで幅広い。一刻を争う緊急性の高い症例も少なくない。胸部疾患には呼吸・循環に重大な影響を与えるものが多いが、胸部 X 線撮影は最も迅速かつ多くの情報をもたらす必須の検査である。救急の現場では、症状や病態に直結する所見の有無を迅速に判断することが求められる。したがって、症状、病態から予測される疾患とその鑑別疾患を常に念頭において読影することが大切である。

（今井俊道）

23 腹部超音波検査

ポイント

❶超音波検査は侵襲がなく、ベッドサイドですぐに行える
診断価値の高い検査である。

❷積極的に検査を行ってテクニックを身につけよう。

1・腹部救急診療における超音波検査の役割

　超音波検査は侵襲がなく簡便であることが最大の特徴で、
ベッドサイドで行えて即診断が可能な検査ツールである。

2・腹部救急疾患の超音波像

a．腹痛

1）胆嚢結石症

　特に脂肪食摂取後の腹痛発作で来院し、超音波検査で胆嚢内
に**音響陰影**を伴う高エコーを認めれば診断は容易である（**図**
1）。さらに胆嚢炎を併発すれば、胆嚢壁の肥厚、**3層構造**を認め
る。

2）総胆管結石

　心窩部痛、嘔気などを主訴に来院するため上部消化管疾患（消
化性潰瘍、機能性ディスペプシアなど）と見誤ることがあるが、血
液検査で肝胆道系酵素の上昇を認めたときは直ちに超音波検査
を疑うべきである。急性閉塞性化膿性胆管炎を併発する前に診
断し、至急胆道ドレナージを行う必要がある。超音波検査では総
胆管の拡張および肝内胆管の拡張を伴うことが多い（**図2、3**）。

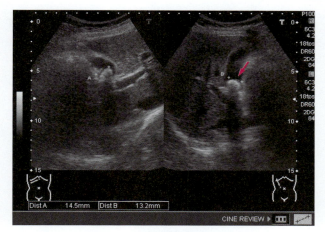

図1. 胆嚢結石症
胆嚢内に音響陰影を伴う高エコー(矢印)を認める。

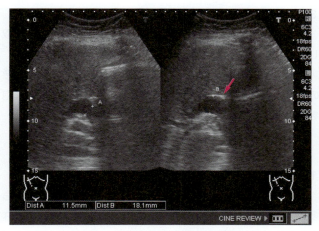

図2. 総胆管結石:総胆管の拡張
総胆管の著明な拡張(矢印)を認める。

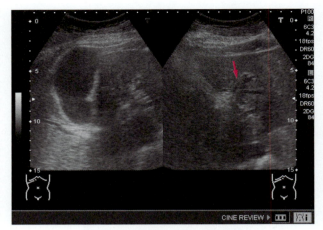

図 3. 総肝管結石:肝内胆管の拡張
胆嚢は緊満し、肝内胆管の拡張(矢印)を伴う。

3) 急性膵炎

心窩部痛、背部痛などを主訴に来院する。飲酒歴などを聴取し、血液検査で膵酵素の上昇を認めたら超音波検査で膵腫大、膵周囲の液体貯留などの所見を確認する。慢性膵炎の急性増悪の場合は内部の粗大点状エコーや結石エコーを伴い、仮性嚢胞を認めることもある(**図 4**)。

b. 黄疸
1) 膵頭部癌

膵癌は進行すれば腹痛、背部痛などの自覚症状を伴うことも多いが、腹部症状を伴わない黄疸で受診したときは膵頭部癌などの悪性腫瘍を疑う。超音波検査では前述の総胆管結石症と同様に胆道系の拡張を認める(**図 5**)。また膵管の拡張を認めるこ

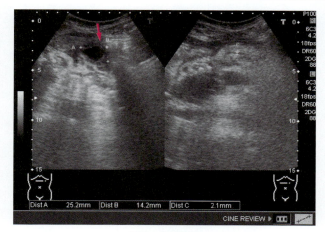

図 4. 急性膵炎

膵腫大を認め、一部に囊胞性病変(仮性囊胞)(矢印)を伴うことより、この症例は慢性膵炎の急性増悪と診断された。

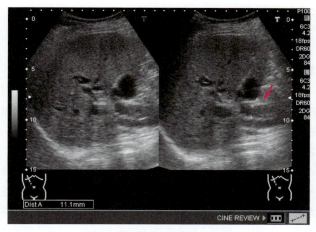

図 5. 膵頭部癌：胆道系の拡張

総胆管(矢印)および肝内胆管の拡張を認める。

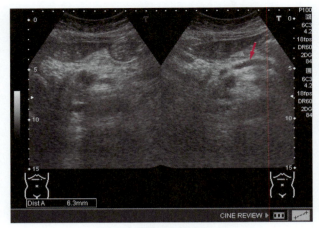

図 6. 膵頭部癌：膵管の拡張
主膵管の拡張（矢印）を伴う。

ともある（図 6）。

c．腰背部痛

1）尿管結石症

理学的に<u>肋骨脊柱角（costovertebral angle；CVA）に叩打痛</u>あり、尿検査で尿潜血を認めた場合は尿管結石症を疑い超音波検査で<u>水腎症</u>の有無を確認する（図 7）。

2）急性大動脈解離

腰背部痛を主訴とする疾患で見落としてはならないのが急性大動脈解離である。尿管結石症を疑う所見に乏しいときは急性大動脈解離を疑う。超音波検査所見としては大動脈のフラップ（内膜と中膜の一部からなる隔壁）が特徴的だが、実際の診断は難しく造影 CT 検査に頼ることが多い。また、日常におけるス

23. 腹部超音波検査

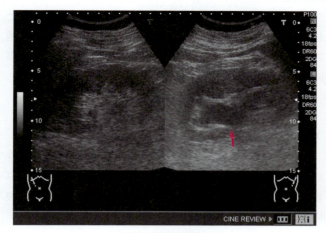

図7. 尿管結石症
右腎と比較して左腎は腎盂の拡張(矢印)を伴い水腎症の所見を呈する。

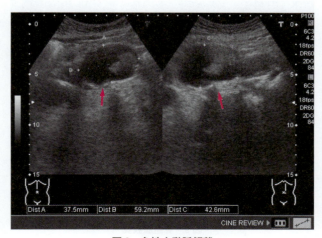

図8. 急性大動脈解離
腹部大動脈に紡錘状の動脈瘤(矢印)を認める。

クリーニングの超音波検査で偶発的に大動脈瘤を見つけることもある(**図8**)。この場合無症状のことが多いが、中には手術適応になるものもあり、スクリーニングの検査でも大動脈の観察は重要である。

d．下腹部痛
1）骨盤腹膜炎

女性で腹痛が強いわりには嘔気、嘔吐、食欲不振などの随伴症状に乏しく、比較的全身状態がよい症例がある。このような場合は骨盤腹膜炎を疑ってダグラス窩に滲出液や膿汁による液体貯留がないかどうかを確認する(**図9**)。

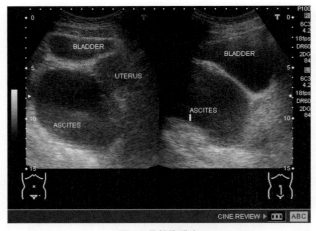

図9．骨盤腹膜炎
ダグラス窩に液体貯留を認める。この症例は後に卵巣嚢腫破裂による骨盤腹膜炎の診断に至った。

e. 尿閉

　乏尿を主訴に、内科外来あるいは救急外来を受診する患者もいる。まず乏尿の原因が尿閉によるものであるか否かに関しては腹部超音波検査が簡便で有用であり、残尿量を測定して診断する（図10）。尿閉が著明な場合は、腎盂の拡張を伴い水腎症を呈することもある（図11）。日常よく遭遇するのは、前立腺肥大症による尿閉である。背景に前立腺肥大症があり、薬剤の副作用（総合感冒薬、鎮痙薬など抗コリン作用を有する薬剤）や尿路感染症を契機に発症する急性の尿閉もあるため注意を要する。

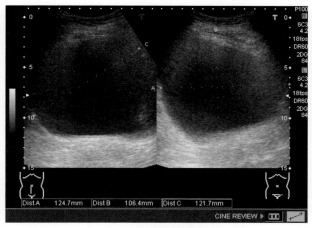

図10. 残尿量の測定
残尿量は膀胱の縦（cm）×横（cm）×高さ（cm）/2 で計算する。この症例では残尿量が 807 mL と多量の残尿を認める。

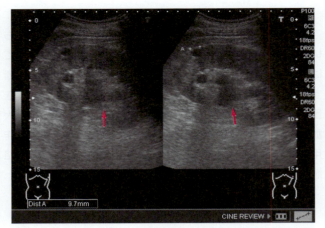

図 11. 尿閉に伴う水腎症
尿閉に伴い両側の水腎症(矢印)も伴う。

(西川順一)

24. 心臓超音波検査

24 心臓超音波検査

ポイント

❶超音波検査は侵襲がなく、ベッドサイドでもすぐに行える診断価値の高い検査である。

❷限られた時間に、より多くの情報を効率よく集めるためにも、積極的に検査を行いテクニックを身につけよう。

■はじめに

心臓超音波検査はベッドサイドで即座に血行動態を把握することを可能とし、救急の現場では、緊急の治療が必要か、次に何をすればよいかといったトリアージの中心的役割を担っている。

緊急時の心臓超音波検査は focused cardiac ultrasound（FOCUS）と呼ばれ、時間的制約の下に行うスクリーニング検査の意味合いが強い。よって、FOCUS は緊急度や患者の状態に応じて観察断面と評価項目を限定し、効率よく検査を行う必要がある。

<u>限られた時間内に取りこぼしなく、より多くの情報を効率よく集めることが、緊急時の心臓超音波検査の基本である。</u>

本章では、心臓超音波検査の救急における必要最小限のチェックポイントを提示し、次に救急疾患別のチェックポイントをまとめることとする。

1．心臓超音波検査を行う前の準備

心疾患の診断において、詳細な病歴、身体診察所見、心臓聴診所見は非常に重要である。それらをもとに、**心臓超音波検査**

を行う前に疾患を絞り込むことで、より効率のよい検査が可能
となる。

特に聴診は忘れがちであり、心臓超音波検査を行う前には必
ず聴診を行うように心がけて頂きたい。

2．救急の現場における心臓超音波検査の必要最小限のチェックポイント

a．基本断面

①傍胸骨アプローチ左室長軸像、②傍胸骨アプローチ左室短
軸像、③心尖部アプローチ4腔、2腔像、④肋骨弓下アプロー
チ、は押さえておきたい基本断面である。

以下、これらの基本断面における観察項目を提示する。

1）傍胸骨アプローチ左室長軸像（図1、2）　➡図25 STEP 1A

心電図を見ながら拡張期、収縮期のそれぞれの時相で評価す
ること。

①左室拡張末期径、収縮末期径、左室短絡率

②壁厚

③左房径、大動脈径

④左室壁運動

⑤右室拡大の有無

⑥心嚢液の有無

2）傍胸骨アプローチ左室短軸像（図3）　➡図25 STEP 1A

基部、中部、心尖部の3断面でより詳しい壁運動を評価する。

3）心尖部アプローチ4腔、2腔像（図4、5）　➡図25 STEP 1C

救急の現場では、時に左室駆出率を正確に定量するのは後回
しでもかまわない。その際は迅速さを重視し、視認による
visual EF が有効である。

288

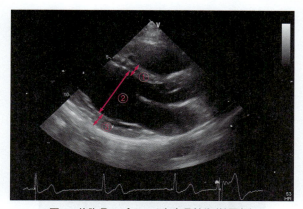

図 1. 傍胸骨アプローチ左室長軸像(拡張相)
①拡張期中隔壁厚、②左室拡張末期径、③拡張期後壁厚

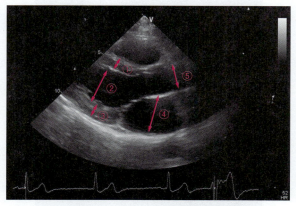

図 2. 傍胸骨アプローチ左室長軸像(収縮相)
①収縮期中隔壁厚、②左室収縮末期径、③収縮期後壁厚、
④左房径、⑤大動脈径

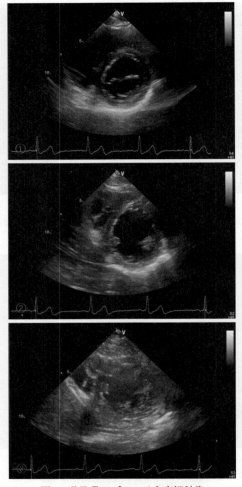

図 3. 傍胸骨アプローチ左室短軸像
①心基部、②中部、③心尖部

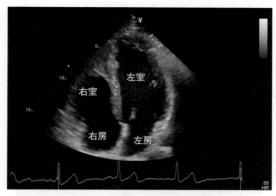

図 4. 心尖部アプローチ 4 腔像
左室、右室、左房、右房の 4 腔像。

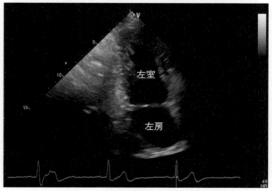

図 5. 心尖部アプローチ 2 腔像
左室、左房の 2 腔像。

①左室駆出率（図6、7）

②心尖部血栓の有無

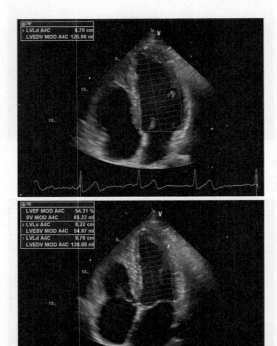

図6. 左室駆出率の計測法（Simpson 法）

心尖部アプローチ4腔像で、上図のように拡張末期の左室内膜をトレースし、下図のように収縮末期の左室内膜をトレースし左室駆出率を求める。

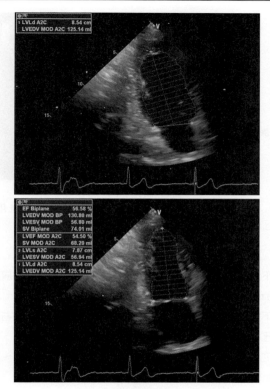

図7. 左室駆出率の計測法（Simpson法）

心尖部アプローチ2腔像で、上図のように拡張末期の左室内膜をトレースし、下図のように収縮末期の左室内膜をトレースし左室駆出率を求める。図6の4腔像と合わせることで、より正確に左室駆出率を求めることができる。

4）肋骨弓下アプローチ（図8）

　下大静脈径とその呼吸性変動を観察することで右房圧の推定が可能となる。

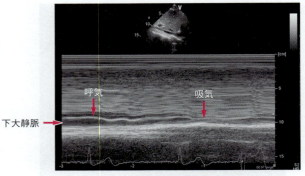

図8. 肋骨弓下アプローチ

右房流入路である下大静脈径について、Mモードを用いて呼吸性変動を評価する。

- 下大静脈径 21 mm 以下、呼吸性変動 50％以上 ➡ 右房圧 3 mmHg（0〜5 mmHg）
- 下大静脈径 21 mm より大、呼吸性変動 50％未満 ➡ 右房圧 15 mmHg（10〜20 mmHg）
- これらに満たないもの ➡ 右房圧 8 mmHg（5〜10 mmHg）

b．カラードプラ像

僧帽弁逆流や大動脈弁逆流のような弁膜症、心室中隔欠損症のような短絡疾患、閉塞性肥大型心筋症にみられる心腔内狭窄の観察にはカラードプラを用いる（**図9、10**）。

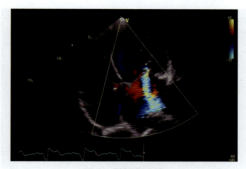

図 9. 僧帽弁逆流
僧帽弁位から左房に至る中等度の逆流像を認める。

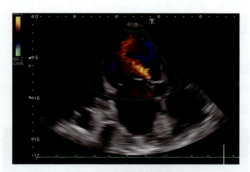

図 10. 大動脈弁逆流
心尖部アプローチ 5 腔像カラードプラ。大動脈弁位から心尖部に至る逆流像を認める。

c. 連続波ドプラ法

連続波ドプラを用いて心内圧を測定することができる。

1) 三尖弁逆流（図 11）

三尖弁逆流の流速から求めた収縮期の右室と右房の圧較差（ΔP）から、右室収縮期圧の定量的な推定が可能である。

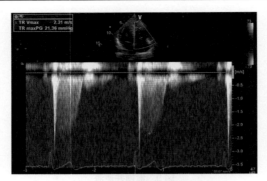

図 11. 三尖弁逆流-圧較差
三尖弁逆流の最高流速(V)を連続波ドプラによって計測する。簡易ベルヌーイの式($\Delta P = 4 \times V^2$)を用いて右室と右房の収縮期圧較差を求め、平均右房圧=中心静脈圧を加えることで右室収縮期圧が算出される。

2) 大動脈狭窄における左室―大動脈圧較差(図 12、13)

大動脈弁に石灰化が認められれば、大動脈弁狭窄症の有無を評価する。

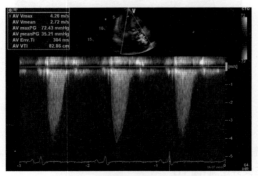

図 12. 大動脈弁狭窄症-圧較差
大動脈弁内の血流速度を計測することにより大動脈弁狭窄症の重症度評価を行う。

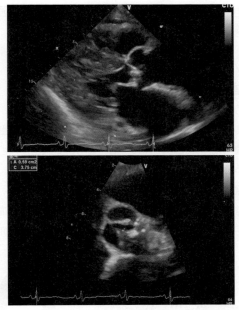

図 13. 大動脈弁狭窄症
長軸像で大動脈硬化所見を認めた場合は短軸像で大動脈弁口をトレースし弁口面積を計測する。ただし大動脈弁狭窄症の場合、石灰化が強く acoustic shadow のため計測困難なことが多い。

3. 救急疾患別のチェックポイント

a. 狭心症、急性心筋梗塞

胸痛や背部痛、胸部圧迫感を主訴に受診することが多い。

糖尿病合併の患者では、痛みを伴わない無症候性心筋梗塞で来院することがあり注意が必要である。

救急の現場では急性大動脈解離との鑑別が重要となる。

緊急カテーテル検査を必要とすることが多く、<u>Door to Bal-</u>

loon Time を妨げることがないように可能な限り短時間で速やかに検査を施行する。

狭心症、急性心筋梗塞を疑えば、以下の必要項目を速やかにチェックすること！

1）左室駆出率（EF）の評価

急性心筋梗塞における EF は予後規定因子であり、緊急カテーテル検査を行う前に心機能を知っておくことが重要である。時間的効率のため、visual EF を用いて大まかに心機能を把握すること。

2）左室壁運動の評価（図14）

局所壁運動異常を評価し、冠動脈の支配領域から虚血責任血管を推定する。あらかじめ12誘導心電図で虚血責任血管を推

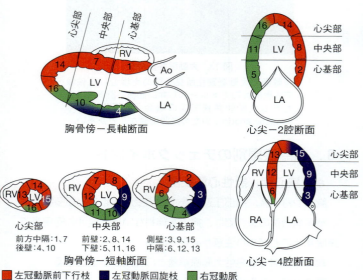

図14. 米国心エコー図学会による左室壁16分割と冠動脈血管支配領域

定しておくと、効率よく局所壁運動を評価することができる。
3）心筋梗塞合併症の評価
　急性心筋梗塞の合併症は以下のものが知られており、いずれも見逃すと生死にかかわるため注意深く速やかに観察する。

　合併症を伴う心筋梗塞は血行動態が破綻している、もしくは破綻しかけていることが多く、<u>バイタルが不安定であれば合併症の存在を積極的に疑うこと。</u>

①左室自由壁破裂（図 15）
・急性心筋梗塞発症後 1〜4 日の発症が多く、発症から 24 時間以上経過し受診した症例では特に注意が必要である。
・心タンポナーデを伴う急激なショックで発症することが多く、救命のために緊急で PCPS や心嚢ドレナージが必要となり、その後に外科的処置を要することが多い。
・心嚢液貯留の有無をチェックすることで診断に至るが、心嚢液の量とは無関係であり注意が必要である。

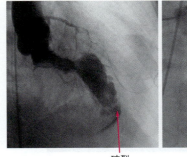
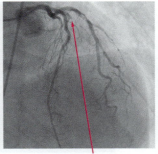

　　　　　　破裂　　　　　　　　　対角枝心筋梗塞
図 15. 左室自由壁破裂
左：左室造影で左室から心嚢内へ流出する血流を認める。
右：本症例は左冠動脈対角枝の心筋梗塞に伴う合併症であった。

②**乳頭筋断裂**(図16)

・急性心筋梗塞後、急速に発症する呼吸不全と血行動態の破綻で発症する。
・下壁心筋梗塞に伴う後乳頭筋断裂の頻度が最も高い。
・乳頭筋が断裂すると僧帽弁の支えがなくなり弁尖が大きく逸脱し、高度僧帽弁逆流と僧帽弁尖に付着した乳頭筋断端がみられる。

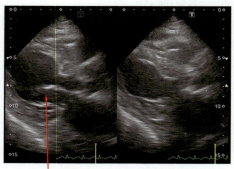

断裂した乳頭筋

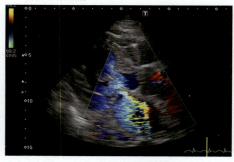

図16. 乳頭筋断裂
上：断裂した乳頭筋の断端の描出と僧房弁の左房への翻転がみられる。
下：高度の僧帽弁逆流がみられる。

③心室中隔穿孔(図17)

・急性心筋梗塞後、急速に発症する呼吸不全と血行動態の破綻で発症する。
・心室中隔の心尖部に好発し、カラードプラ像でシャント血流を描出することで診断される。

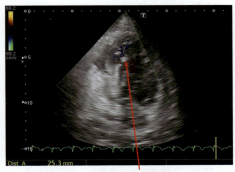

心室中隔穿孔部

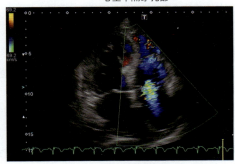

図17. 心室中隔穿孔
上：心室中隔穿孔部に心筋欠損像を認める。
下：収縮期に左室→右室短絡血流を右室心尖部に認める。

④心室瘤（図 18）

・前壁心筋梗塞における心尖部が好発部位となる。
・瘤壁は梗塞巣の瘢痕化により収縮能を失い、収縮期に突出する奇異性運動を示す。
・壁運動低下部位に一致して心内血栓を認めることがあり、注意深い観察が必要である。

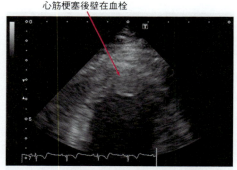

図 18. 心筋梗塞後心室瘤および壁在血栓
真性心室瘤や高度壁運動低下領域に形成されやすい。心尖部に好発する。

b．急性大動脈解離

患者は胸痛、背部痛、腹痛、腰痛、下肢痛、失神、意識障害などさまざまな症状を呈する。

上行大動脈に解離があるスタンフォード A 型と上行大動脈に解離がないスタンフォード B 型に分類される。

スタンフォード A 型解離を疑えば合併症である心タンポナーデと大動脈弁逆流を心臓超音波検査で速やかに評価することが大切である。

救急の現場では、急性心筋梗塞との鑑別が重要となる。

24. 心臓超音波検査

急性大動脈解離を疑えば、以下の必要項目を速やかにチェックすること！

1）大動脈の評価（図 19、20）

傍胸骨アプローチ左室長軸像でバルサルバを観察し、次に肋

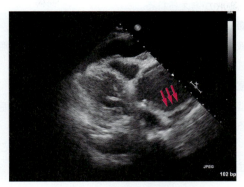

図 19. 急性大動脈解離
著明な大動脈の拡大と可動性のフラップ（矢印）、心臓周囲に心嚢液（echo free space）を認める。

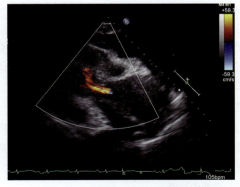

図 20. 大動脈解離に伴う大動脈弁逆流
無冠尖の逸脱によることが多い。

骨弓下アプローチで下大動脈を観察する。

バルサルバの観察は intimal flap 様エコーの有無を観察し、次に大動脈弁逆流の有無とその重症度を評価する。

大動脈弁逆流を認めれば、大動脈弁交連部まで解離が波及している可能性が考えられる。

2）心嚢液の評価

心嚢液貯留を認めれば、同時に心タンポナーデの有無を評価する。

3）左室壁運動の評価

左室壁運動は保たれていることが多く、急性心筋梗塞との鑑別になる。

時に、解離が冠動脈まで波及し壁運動低下を認めることがあるため注意が必要である。

c．たこつぼ型心筋症

患者は胸痛や背部痛、胸部圧迫感を主訴に受診することが多い。左前下行枝遠位部の心筋梗塞との鑑別が重要である。

誘因として強烈な精神的ストレスや身体的ストレス、急性内科疾患が挙げられ、詳細な病歴聴取が診断の一助となる。

たこつぼ型心筋症を疑えば、以下の必要項目を速やかにチェックすること！

1）左室壁運動の評価（図 21）

左室心尖部領域の無収縮と心基部領域の過収縮を特徴とする。基部の過収縮の有無が左前下行枝遠位部の心筋梗塞との鑑別のポイントとなる。

2）左室収縮能の評価

左室収縮能低下の程度はさまざまで、高度心不全や心原性

24. 心臓超音波検査

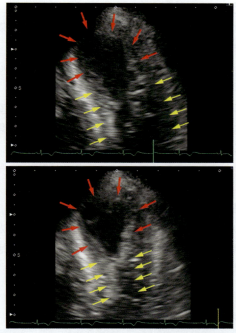

図21. たこつぼ型心筋症（上：拡張末期、下：収縮末期）
・心尖部側（赤矢印部）は収縮期にも収縮がみられず無収縮領域。
・心基部側（黄矢印部）は収縮期に過収縮する過収縮領域。

ショックを呈し補助循環を必要とすることがある。

d．うっ血性心不全

患者は呼吸困難、起坐呼吸、息切れ、下腿浮腫、腹満感などさまざまな症状で受診することが多い。

急性心不全と慢性心不全（急性増悪）や左心不全と右心不全など、病態に応じて心不全は複雑に分類される。

救急における心不全患者の心臓超音波検査では、**まず基礎心疾患を大まかに検索し、次に左心系負荷および右心系負荷を評価することで急性期の治療方針が決定される。**

うっ血性心不全を疑えば、以下の必要項目を速やかにチェックすること！

1）基礎心疾患の評価（表1）

左室の壁が厚いか薄いか、左室収縮力低下の有無、左室の拡大の有無、弁膜症の有無を大まかに評価し、基礎心疾患のあたりをつける（**図22、23**）。

表1．心不全の代表的な基礎心疾患と心臓超音波検査所見

	壁厚	左室壁運動	左室駆出率	その他
虚血性心疾患	局所的菲薄化	局所壁運動異常（asynergy）	低下	多枝病変やリモデリングでびまん性の壁運動低下
拡張型心筋症	びまん性菲薄化	びまん性壁運動低下	低下	左室拡大
肥大型心筋症	非均等型壁肥厚	正常	正常	左室内閉塞拡張能低下
高血圧性心筋症	びまん性壁肥厚	正常〜低下	正常〜低下	拡張能低下（心電図で左室肥大所見）

24. 心臓超音波検査

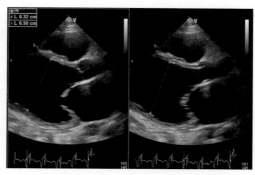

図 22. 拡張型心筋症(左：拡張末期、右：収縮末期)
拡張末期左室径 65.0 mm と著明な拡大を認め、心室中隔径 6.0 mm、左室後壁径 5.6 mm と心筋の菲薄化を認める。収縮末期左室径 63.2 mm と著明な収縮能の低下を認める。

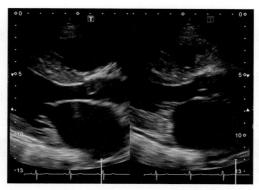

図 23. 肥大型心筋症(左：拡張末期、右：収縮末期)
左室後壁径に比べ、中隔径の著明な肥大を認める。

2）左心系の評価

Visual EF を用いて左心機能を把握することで、血管拡張薬や強心薬の必要性を判断する。

3）右心系の評価

カラードプラを用いて三尖弁逆流の重症度を評価し、右室の収縮期圧を推定することで右心系負荷を評価する。

右心負荷所見が高度であり、体うっ血所見を認めれば利尿薬を投与する。

e．急性肺血栓塞栓症

患者は下腿浮腫、胸痛、呼吸困難、血圧低下、失神、突然死などさまざまな症状を呈する。

肺高血圧を生じないこともあり、心臓超音波検査で右心負荷所見がなくても否定はできない。

急性肺血栓塞栓症を疑えば、以下の必要項目を速やかにチェックすること！

1）右心負荷所見の評価（表 2、図 24）

右心系負荷の評価は重症度判定に必要な項目であり、右心負

表 2．急性肺血栓塞栓症の臨床重症度分類

	血行動態	心エコーでの右心負荷
Cardiac arrest Collapse	心停止あるいは循環虚脱	あり
Massive （広範型）	不安定 ショックあるいは低血圧	あり
Sub-massive （亜広範型）	安定	あり
Non-massive （非広範型）	安定	なし

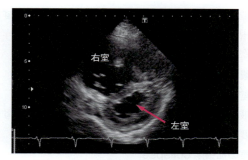

図 24. 急性肺血栓塞栓症（左室短軸像）
左室より右室の拡大が著明で、心室中隔が扁平化しており左室が正円形から D shape へ変形している。救急処置室でみられる場合には肺血栓塞栓症をまず疑う所見である。

荷所見の有無によって予後や再発率などが有意に異なる。

典型例は右房、右室共に拡大し心室中隔が平坦化し、高度三尖弁逆流を認める。

早期拡張期において左室短軸像を観察し、左室が楕円形であれば軽度の肺高血圧症（収縮期肺動脈圧 30〜50 mmHg）、半円形であれば中等度肺高血圧（50〜70 mmHg）、三日月形であれば高度肺高血圧（70 mmHg 以上）と判断する。

f．心タンポナーデ

心膜液貯留により心膜腔圧が上昇し心室拡張障害と静脈還流障害を呈することで、心拍出量が低下し閉塞性ショックをきたす。緊急性が高く、心嚢ドレナージを必要とすることが多い。

単なる心嚢液貯留とは明確に区別すべきであり、心臓超音波検査が診断に有用である。

頸静脈怒張、低血圧、心音減弱（ベックの三徴）や奇脈、クス

マウル徴候といった臨床所見を見逃さないように注意する。

心タンポナーデを疑えば、以下の必要項目を速やかにチェックすること！

1）心嚢液貯留の有無を評価

心室壁に沿ってエコーフリースペース検索する。

心膜液が少量であっても心タンポナーデを引き起こすため注意が必要である。

2）右室の拡張期 collapse

M モードで拡張早期に右室前壁の虚脱を認める。

g．ショック

救急の現場におけるショックの鑑別に超音波検査を用いた、RUSH(rapid ultrasound in shock) Examination の概念がある（**表 3**）。

RUSH Examination は外傷、内因性を問わずショックの原因を系統的に超音波で検索する方法で、観察ポイントは、①ポ

表 3. RUSH Exam におけるショック鑑別のための超音波検査所見

評価	血液減少性ショック	心原性ショック	閉塞性ショック	血液分布不均等性ショック
ポンプ	左室過収縮 心室縮小	左室低収縮 心拡大	左室過収縮 心嚢液貯留 心タンポナーデ 右心負荷 心内血栓	左室過収縮 （早期敗血症） 左室低収縮 （晩期敗血症）
タンク	IVC 虚脱 頸静脈虚脱	IVC 拡張 頸静脈怒張 胸水貯留 腹水貯留	IVC 拡張 頸静脈怒張	IVC 正常〜虚脱 （早期敗血症）
パイプ	腹部大動脈瘤 大動脈解離	正常	深部静脈血栓症	正常

ンプ（心機能、閉塞性ショック）、②タンク（循環血液量の評価）、③パイプ（動脈、静脈、血管抵抗）、の3つであり、血圧＝心拍出量×血管抵抗の病態生理に沿ってショックの原因を鑑別していく。

RUSH Exam は STEP1→STEP2→STEP3 の走査手順でショックの原因を鑑別していく（図 25〜27）。

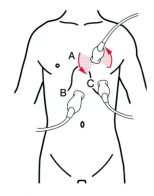

図 25．STEP 1：ポンプ評価
A：傍胸骨長軸像、傍胸骨短軸像
B：心窩部 4 腔像
C：心尖部 4 腔像

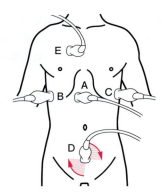

図 26．STEP 2：タンク評価
A：IVC 長軸像
B〜D：FAST
E：胸部肺エコー

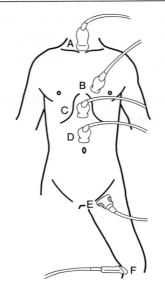

図27. STEP 3：パイプ評価
A：胸骨上窩部大動脈弓像
B：傍胸骨大動脈像
C：心窩部大動脈像
D：腹部大動脈像
E：大腿静脈像（血栓評価）
F：膝下静脈像（血栓評価）

■おわりに

　心臓超音波検査は、形態的異常のみならず機能的異常を迅速かつ非侵襲的に診断することを可能とし、救急の現場で使いこなせれば、臨床における強力な武器になることは間違いない。

　そのためには、まずプローブを当ててみることから始めてみよう。心臓超音波を使いこなせるようになれば、日常臨床はもっともっと楽しくなる。

（塚本茂人、福岡裕人）

25. 産科超音波検査(FASO 含む)

25 産科超音波検査(FASO 含む)

> **ポイント**
> ❶産科出血の対応には、迅速な超音波検査が必要不可欠である。
> ❷超音波での疾患の鑑別には画像所見の習熟が必要である。

1・産褥期の出血への対応

　産褥期の出血(postpartum hemorrhage；PPH)は、母体死亡につながる重篤な疾患であり、日本では妊産婦死亡率の26%を占めている[1]。発症時には、母体蘇生、輸血などの対応をしながら出血の原因を検索し、その原因疾患に対し適切な治療方法を選択していかなければならない。しかし、出血の原因を適切に診断できなければ、適切な治療が行われずに母体の生命を危機にさらすことになるため、PPH 症例には、迅速かつ正確な診断方法が必要になる。PPH の原因疾患の診断には、超音波検査が有用である。本章では、PPH の原因を鑑別するために超音波検査を用いた当院での取り組みについて説明する。

2・Focused assessment with sonography for obstetrics(FASO)

　昭和大学病院では、母体救命処置が必要と判断される妊産褥婦に対して救急医学科と産婦人科で協力して母体救命に取り組んでいる。救急医学科と協力することにより、心肺停止症例などの重症例を救命してきた。救命救急では FAST(focused

313

assessment with sonography for trauma)という超音波
検査法がある。それを母体救命に応用し、PPH 症例において
も来院時に迅速に、鑑別疾患を漏れなく検索できるような超音
波検査法が必要であると考え、focused assessment with
sonography for obstetrics（FASO）と名づけたプロトコー
ルを作成し施行してきた。

3・産褥期の出血の原因

　PPH の原因には、4Ts の確認が必要である。Tone（弛緩出
血、子宮内反症）、Tissue（胎盤遺残、癒着胎盤）、Thrombin
［播種性血管内凝固症候群（DIC）、羊水塞栓症、HELLP 症候
群］、Trauma（腟壁裂傷、頸管裂傷、子宮破裂）、である。DIC、
羊水塞栓症、HELLP 症候群の診断には血液検査が必要であり、
腟壁裂傷と頸管裂傷の診断には、腟鏡診が必要である。弛緩出
血は腹部触診により診断するが、ほかの疾患の鑑別が必要であ
る。以下に超音波による鑑別疾患を説明する。

a．胎盤遺残

　超音波 B モードで子宮内腔が肥厚していることで疑う。B
モードで子宮筋層と比較して高輝度～等輝度の腫瘤像があり、
ドプラ法で子宮筋層から腫瘤への血流を認めることが特徴的な
画像所見である。鑑別疾患として、仮性動脈瘤や動静脈奇形が
重要である。遺残している胎盤が癒着胎盤であることがあり、
子宮内容除去術の際の大出血に注意が必要である。

b．子宮破裂

　経腟分娩時の過強陣痛や、クリステレル圧出法が子宮破裂の

原因になることがある。超音波検査では、子宮破裂部位が高輝度になることが報告されている[2)3)]。また、子宮外に echo free space や血腫を疑わせる網状の腫瘤像が認められれば、子宮破裂を強く疑うことになる。

c．子宮内反症

子宮内反症は胎盤娩出時に発症し、子宮底部が内腔に入り込むことで生物学的結紮の機能が働かないことにより、大量出血を起こす。腹部触診で子宮底部を触知しない、腟鏡診で暗赤色の腫瘤（子宮底部の内膜）を認める、といった所見が観察されるが、経腹超音波検査は診断に有用である。超音波の典型的所見は、子宮の矢状断面で子宮底部が内腔に陥没している像である（**図1**）。横断面では子宮の中央に hyperechoic mass、その周囲に hypoechoic area が認められる target sign と呼ばれる画像所見を呈する。

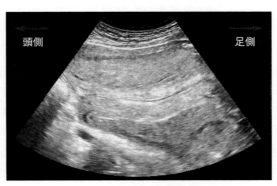

図1. 子宮内反症矢状断面

d. 子宮仮性動脈瘤

子宮腔内もしくは子宮手術部位にできる仮性動脈瘤である。子宮内感染や子宮内操作、子宮手術、分娩などの後に発症する。超音波所見では、Bモードで hypoechoic mass そして、ドプラ法ではその中に乱流が認められる（**図2**）。乱流内の duplex Doppler image では、to-and-fro pattern（血流が行ったり来たりすること）、もしくは高い流速と抵抗の波形を認める。

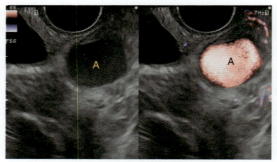

図2. 仮性動脈瘤
ドプラ法で内腔に乱流が認められる。

e. 子宮動静脈奇形

仮性動脈瘤と同様に感染や手術などの後に発症する。超音波所見として、Bモードで子宮内腔に異常はなく、子宮筋層もしくは子宮筋層と接して、multiple hypoechoic もしくは anechoic pattern を呈する。ドプラ法では mosaic pattern（多数の粒状）を呈し、duplex Doppler image では、高い流速と低い抵抗の波形を認める（**図3**）。子宮仮性動脈瘤と動静脈奇形の鑑別には、血管造影検査が必要である。

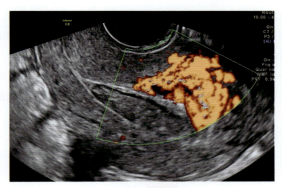

図3. 子宮動静脈奇形

4・FASO を行う手順と鑑別診断

 FASO では、①子宮内腔、形状、②ダグラス窩、③モリソン窩、④脾腎境界、⑤下大静脈(IVC)、を評価する(図4)。①子宮内腔、形状を観察することで、胎盤遺残や子宮内反症を診断する。②③④腹腔内の echo free space を確認することによって、子宮破裂を診断する。⑤下大静脈(IVC)を測定することにより、hypovolemic status を診断する。FASO による鑑別疾

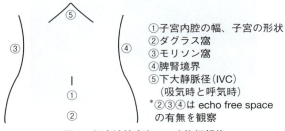

図4. 超音波検査(FASO)施行部位

患を**図5**に挙げる。当院で経験した産科危機的出血例では、胎盤遺残例は子宮内腔の拡大(**図6**)を認め、子宮破裂症例では、腹腔内に echo free space を認めている。

FASO により子宮内病変や子宮破裂、hypovolemic status を迅速に診断することが可能である。また、定まった部位

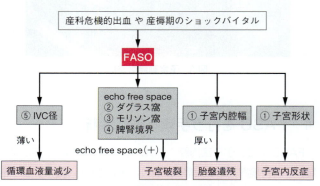

図5. FASO で鑑別可能と考えられる疾患

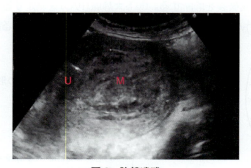

図6. 胎盤遺残
U：子宮　M：Echogenic mass

を超音波検査するようにすれば、疾患の見逃しも少なくなると考えられる。

（大場智洋、仲村将光、関沢明彦）

●文献

1) 日本産婦人科医会：平成 22～25 年妊産婦死亡報告.
2) Ogawa M, Sugawara T, Sato A, et al：Distinctive ultra-sonographic finding of complete uterine rupture in early mid-trimester. J Med Ultrasonics 38：93-95, 2011.
3) Ogbole G, Ogunseyinde O, Akiwuntan A：Intrapartum rupture of the uterus diagnosed by ultrasound. Afr Health Sci 9：57-59, 2008.

和文索引

あ

アシデミア……………………29
アシドーシス………………29, 249
　——, 呼吸性………………29, 139
　——, 代謝性………………8, 30, 139
アナフィラキシー………………254
　——ショック………………254
アルカレミア……………………29
アルカローシス……………………29
　——, 呼吸性………………30, 140
　——, 代謝性………………30, 140
アルブミン………………59, 182
アンフェタミン……………………228

い

インスリン投与……………………15
インターロイキン6………76, 163
インフルエンザ………………5, 187
　——菌………………203
　——検査………………188
異所性妊娠………………235
意識障害………………223
一次線溶………………168, 170
一酸化炭素………………42
　——中毒………………43, 98
　——ヘモグロビン………………98
溢水………………5

う

うっ血性心不全………………306
ウイルス感染症………………260
ウィップルの三徴………………18
ウェルニッケ脳症………………5

え

エンドトキシン………………80
炎症バイオマーカー………………76

お

音響陰影………………278

か

カプノグラム………………103
　——の基本波形………………104
カプノメーター………………103
カラードプラ………………294
カリウム異常………………52
カルシウム異常………………58
カルシトニン………………61
仮性動脈瘤………………314, 316
　——, 子宮………………316
核酸増幅法………………214
完全房室ブロック………………116
間質性肺炎………………270
間接抗グロブリン試験………241
灌流指標………………101

き

危機的出血………………244
　——への対応ガイドライン……247
気管支喘息………………268
気管挿管………………106
気胸………………267
　——, 緊張性………………268
気道狭窄………………108
期外収縮………………117
　——, 上室………………118
　——, 心室………………121
急性アレルギー………………255
急性冠症候群………………149
急性呼吸窮迫症候群………37, 273
急性心筋梗塞………………297
急性腎障害………………8, 72
急性水頭症………………177
急性大動脈解離………91, 93, 302
急性肺血栓塞栓症………………308
急性肺傷害………………249, 273
　——, 輸血関連………………249, 255
急性溶血性輸血副作用………252
狭心症………………297
胸水………………264

i

橋中心髄鞘崩壊症⋯⋯⋯⋯⋯51
凝固⋯⋯⋯⋯⋯⋯⋯⋯⋯167
　　──異常⋯⋯⋯⋯⋯249
緊急検査⋯⋯⋯⋯⋯⋯3,6
緊急輸血⋯⋯⋯⋯⋯⋯244
緊張性気胸⋯⋯⋯⋯⋯268

く

くも膜下出血⋯⋯176,177,183
クヴォステク徴候⋯⋯⋯⋯62
クレアチニン⋯⋯⋯⋯⋯68
　　──キナーゼ⋯⋯⋯152
グラム陰性桿菌⋯⋯⋯⋯201
グラム陰性球菌⋯⋯⋯⋯201
グラム染色⋯⋯⋯⋯⋯198
　　──の方法⋯⋯⋯⋯199
グラム陽性桿菌⋯⋯⋯⋯201
グラム陽性球菌⋯⋯⋯⋯201
グラム陽性ブドウ球菌⋯⋯202
グルコン酸カルシウム⋯⋯55,64

け

経皮的酸素飽和度⋯⋯⋯95,99
痙攣⋯⋯⋯⋯⋯⋯⋯⋯49
頸管裂傷⋯⋯⋯⋯⋯⋯314
劇症型溶連菌感染症⋯⋯⋯189
血液型⋯⋯⋯⋯⋯⋯⋯239
　　──，ABO⋯⋯⋯240
　　──，RhD⋯⋯⋯241
血尿⋯⋯⋯⋯⋯⋯⋯145
血管造影検査⋯⋯⋯⋯316
血小板減少⋯⋯⋯⋯⋯249
血糖⋯⋯⋯⋯⋯⋯⋯13
　　──測定器⋯⋯⋯⋯18
　　──，高⋯⋯⋯⋯7,13
　　──，低⋯⋯⋯⋯7,17
結核⋯⋯⋯⋯⋯5,210,218
　　──症⋯⋯⋯⋯⋯210
顕微鏡検査⋯⋯⋯⋯⋯198
原発性アルドステロン症⋯⋯56

こ

コカイン系薬⋯⋯⋯⋯⋯228
呼気終末二酸化炭素分圧⋯⋯103
呼吸困難⋯⋯⋯⋯⋯⋯266

呼吸性アシドーシス⋯⋯29,139
呼吸性アルカローシス⋯⋯30,140
交差適合試験⋯⋯⋯⋯⋯242
　　──(主試験)⋯⋯⋯242
　　──(副試験)⋯⋯⋯242
抗うつ薬⋯⋯⋯⋯⋯228,229
　　──，三環系⋯⋯⋯228
　　──，四環系⋯⋯⋯229
抗菌薬の適正使用⋯⋯⋯198
抗酸菌検査⋯⋯⋯⋯⋯213
　　──(感受性検査)⋯⋯216
　　──(塗抹検査)⋯⋯216
　　──(同定検査)⋯⋯216
抗利尿ホルモン⋯⋯⋯46,128
　　──分泌異常症⋯⋯5,50
高カリウム血症⋯⋯⋯53,249
高カルシウム血症⋯⋯⋯59
高血糖⋯⋯⋯⋯⋯⋯7,13
高浸透圧高血糖症候群⋯⋯13
高ナトリウム血症⋯⋯⋯46

さ

左室拡張末期圧⋯⋯⋯⋯161
左室駆出率⋯⋯⋯⋯⋯161
細菌感染症⋯⋯⋯⋯⋯259
細菌性髄膜炎⋯⋯⋯⋯183
細動⋯⋯⋯⋯⋯⋯⋯117
　　──，心室⋯⋯⋯53,122
　　──，心房⋯⋯⋯120
三環系抗うつ薬⋯⋯⋯228
産科危機的出血への対応指針
　　2017⋯⋯⋯⋯⋯248
産科超音波検査⋯⋯⋯313
産褥期の出血⋯⋯⋯⋯313

し

ショック⋯⋯⋯⋯⋯7,310
子宮仮性動脈瘤⋯⋯⋯316
子宮動静脈奇形⋯⋯⋯316
子宮内反症⋯⋯⋯⋯⋯315
子宮内容除去術⋯⋯⋯314
子宮破裂⋯⋯⋯⋯⋯314,317
糸球体濾過率⋯⋯⋯⋯70
弛緩出血⋯⋯⋯⋯⋯314
自発呼吸⋯⋯⋯⋯⋯109

索　引

腫瘍マーカー…………………… 183
重炭酸ナトリウム……………………55
絨毛性疾患…………………… 236
出血…………………………………99
　——傾向…………………… 249
　——，危機的…………………… 244
　——，くも膜下…… 176,177,183
　——，産褥期の…………………… 313
　——，弛緩…………………… 314
循環不全…………………… 271
徐脈性不整脈…………………… 113
上室期外収縮…………………… 118
静脈血液ガス分析……………………35
静脈路確保……………………………4
心陰影…………………… 264
心胸郭比…………………… 263
心筋トロポニンI…………………… 151
心筋トロポニンT…………………… 149
心筋マーカー…………………… 148
心筋ミオシン軽鎖I…………………… 153
心原性肺水腫…………………… 271
心室期外収縮…………………… 121
心室細動……………………53,122
心室頻拍…………………… 121
心尖部アプローチ…………………… 288
心臓型脂肪酸結合蛋白…… 149,151
心臓超音波検査…………………… 287
心タンポナーデ…………… 277,309
心電図…………………… 111
心肺蘇生…………………… 108
心不全…………………… 163,271
　——，うっ血性…………………… 306
心房圧…………………… 161
心房細動…………………… 120
心房性ナトリウム利尿ペプチド
　…………………… 158
心房粗動…………………… 119
深部静脈血栓症…………………… 174
腎代替療法……………………………74
蕁麻疹…………………… 254

す

水腎症…………………… 282
髄液…………………… 176,179
　——検査…………………… 183

　——採取…………………… 180
髄液圧…………………… 181
　——測定…………………… 179
髄膜炎…………………… 176,177,183
　——，細菌性…………………… 183

せ

セロトニン・ノルアドレナリン再
　取込み阻害薬…………………… 229
脊髄くも膜下腔…………………… 176
線溶（線維素溶解現象）…………………… 167
　——，一次…………… 168,170
　——，二次…………… 168,170
選択的セロトニン再取込み阻害薬
　…………………… 229

そ

粗動…………………… 117
　——，心房…………………… 119

た

たこつぼ型心筋症…………………… 304
大麻…………………… 228
大量輸血…………………… 249
代謝性アシドーシス…… 8,30,139
代謝性アルカローシス…… 30,140
耐性菌…………………… 198
胎盤遺残…………………… 314
脱水……………………5,99

ち

チアミン欠乏性乳酸アシドーシス
　………………………………5
遅発性溶血性輸血副作用……… 253
腟鏡診…………………… 314,315
腟壁裂傷…………………… 314
超音波検査……… 278,287,313,318
　——，産科…………………… 313
　——，心臓…………………… 287
　——，腹部…………………… 278
腸球菌…………………… 202
腸内細菌…………………… 203

つ

ツルゴール……………………………47

iii

て

テタニー	62
低カリウム血症	55
低カルシウム血症	61,249
低血糖	7,17
低酸素血症	249
低体温	249
低ナトリウム血症	7,8,49
低マグネシウム血症	249
電解質異常	5,249

と

トライエージ DOA	223
トルソー徴候	62
糖尿病性ケアシドーシス	13
頭蓋内圧	177
洞機能不全症候群	114
洞性頻脈	118
動静脈奇形	314
——，子宮	316
動脈血液ガス分析	28
動脈血酸素含有量	95
動脈血酸素分圧	37

な

ナトリウム異常	5,45

に

二酸化炭素分圧	103
——，呼気終末	103
二次線溶	168,170
乳酸	34,35
尿一般定性検査	134
尿浸透圧	124
尿素窒素	65
尿中抗原検査	193,194
尿中薬物定性試験	222
尿濃縮	128
尿比重	124
——測定	125
妊産褥婦	313
妊娠	234
——の診断	234
——，異所性	235

の

脳性塩類喪失症候群	5,51
脳性ナトリウム利尿ペプチド	158
——前駆体 N 端フラグメント	158
脳脊髄液(髄液)	176,179
脳ヘルニア	177

は

ハプトグロブリン欠損	255
バーター症候群	56
バルビツール酸類	228
パルスオキシメーター	43,95
播種性血管内凝固症候群	89,93,250,314
肺炎	267
——，間質性	270
——，肺炎球菌性	194
——，レジオネラ	192
肺炎球菌	202
——性肺炎	194
肺気腫	269
肺血管陰影	265
肺血栓塞栓症	93,174,271
——，急性	308
肺線維症	270
敗血症	99

ひ

ヒドロコルチゾン	7
非結核性抗酸菌症	210
非蛋白性窒素化合物	65
非溶血性副作用	254
病歴聴取	3
頻拍	117
——，心室	121

ふ

フィブリノゲン	250
フェノチアジン系	229
フェンシクリジン類	228
ブチロフェノン系	229
ブドウ糖非発酵菌	203

iv

索 引

プレセプシン……………………82
プロカルシトニン………………78
不規則抗体検査…………………241
不整脈………………………113, 122
——，徐脈性…………………113
副甲状腺ホルモン関連蛋白……60
副腎不全……………………………7
腹部超音波検査…………………278

へ

ベンゾジアゼピン類……………228

ほ

補助循環……………………………99
母体救命処置……………………313
胞状奇胎…………………………236
房室ブロック……………………115
——，Ⅰ度……………………115
——，Ⅱ度………………115, 116
——，Ⅲ度……………………116
——，完全……………………116
傍胸骨アプローチ………………288

ま

マイコプラズマ………190, 191, 192
——感染症……………………190
——検査…………………191, 192
マグネシウム欠乏………………56
慢性閉塞性肺疾患………………269

み

ミオグロビン……………………153
水制限………………………………52
脈波変動指標……………………102

め

メチレンブルー……………………99
メトヘモグロビン…………………98
——血症………………………98

も

モルヒネ系麻薬…………………228

ゆ

輸血…………………………………238
——の合併症…………………251
——の副作用…………………251
——，緊急……………………244
——，大量……………………249
輸血関連急性肺傷害………249, 255
輸血関連循環過負荷………249, 257
輸血関連ヘモジデローシス……260
輸血後移植片対宿主病…………259
輸血後紫斑病……………………260

よ

羊水塞栓症………………………314
腰椎穿刺…………………………177
溶血性（輸血）副作用…………252
——，急性……………………252
——，遅発性…………………253
——，非………………………254
四環系抗うつ薬…………………229

る

ルーベンスタイン分類…………114

れ

レジオネラ肺炎…………………192
レンサ球菌………………………202

ろ

肋骨弓下アプローチ……………293

わ

ワルファリン………………………88
——の調節……………………92, 94

欧文索引

Ⅰ度房室ブロック・・・・・・・・・・・・・・ 115
Ⅱ度房室ブロック・・・・・・・・・ 115,116
―――（ウェンケバッハ型）・・・・ 115
―――（モビッツⅠ型）・・・・・・・・・ 115
―――（モビッツⅡ型）・・・・・・・・・ 116
Ⅲ度房室ブロック・・・・・・・・・・・・・・ 116
4Ts（tone, tissue, thrombin,
 trauma）・・・・・・・・・・・・・・・・・・・・・・ 314

A

A群β溶連菌感染症・・・・・・・・・・・ 189
A-aDO$_2$・・・・・・・・・・・・・・・・・・・・・・・・・・・・・38
ABO血液型・・・・・・・・・・・・・・・・・・・・・ 240
ACLS・・・・・・・・・・・・・・・・・・・・・・・・・・・・ 106
ACS（acute coronary syndrome）
 ・・・・・・・・・・・・・・・・・・・・・・・・・・・・・・・・・ 149
ACT（activated clotting time）
 ・・・・・・・・・・・・・・・・・・・・・・・・・・・・・ 87,91
ADH（antidiuretic hormone）
 ・・・・・・・・・・・・・・・・・・・・・・・・・・・・・ 46,128
AG（anion gap）・・・・・・・・・・・・・・・・・・31
AHTR（acute hemolytic transfu-
 sion reaction）・・・・・・・・・・・・・・・・ 252
air bronchogram・・・・・・・・・・・・・・・ 271
AKI（acute kidney injury）・・・・・・・72
ALI（acute lung injury）
 ・・・・・・・・・・・・・・・・・・・・・・・・・・・ 249,273
AMP・・・・・・・・・・・・・・・・・・・・・・・・・・・・ 228
ANP（atrial natriuretic peptide）
 ・・・・・・・・・・・・・・・・・・・・・・・・・・・・・・・・・ 158
APACHE Ⅱ（acute physiology
 and chronic health evaluation
 Ⅱ）score ・・・・・・・・・・・・・・・・・・・・・・84
ARDS（acute respiratory distress
 syndrome）・・・・・・・・・・・・・・・・ 37,273

B

BAR・・・・・・・・・・・・・・・・・・・・・・・・・・・・・ 228
BNP（brain natriuretic peptide）
 ・・・・・・・・・・・・・・・・・・・・・・・・・・・ 158,160
BUN（blood urea nitrogen）・・・・・・65

―――/Cre比・・・・・・・・・・・・・・・・・・・・・・70
butterfly shadow・・・・・・・・・・・・・・・ 271
BZO・・・・・・・・・・・・・・・・・・・・・・・・・・・・・ 228

C

C反応性蛋白・・・・・・・・・・・・・・・・・・・・・・76
CaO$_2$・・・・・・・・・・・・・・・・・・・・・・・・・・・・・・・95
central pontine myelinolysis・・・51
CGM（continuous glucose moni-
 toring）・・・・・・・・・・・・・・・・・・・・・・・・・・26
CK ・・・・・・・・・・・・・・・・・・・・・・・・・・・・・・ 152
CK-MB・・・・・・・・・・・・・・・・・・・・・・・・・・ 152
CNP（C-type natriuretic peptide）
 ・・・・・・・・・・・・・・・・・・・・・・・・・・・・・・・・・ 158
COC・・・・・・・・・・・・・・・・・・・・・・・・・・・・・ 228
cold shock・・・・・・・・・・・・・・・・・・・・・・・・99
COPD（chronic obstructive pulmo-
 nary disease）・・・・・・・・・・・・・・・・ 269
Cre（creatinine）・・・・・・・・・・・・・・・・・・68
CRP（C-reactive protein）・・・・・・・・76
CSWS ・・・・・・・・・・・・・・・・・・・・・・・・・ 5,51
CTR（cardio thoracic ratio）・・・ 263

D

D-ダイマー・・・・・・・・・・ 86,90,91,168
De-escalation ・・・・・・・・・・・・・・・・・・ 204
DHTR（delayed hemolytic trans-
 fusion reaction）・・・・・・・・・・・・・・ 253
DIC ・・・・・・・・・・・・・・ 89,93,250,314
DKA（diabetic ketoacidosis）・・・・13
DVT（deep vein thrombosis）
 ・・・・・・・・・・・・・・・・・・・・・・・・・・・・・・・・・ 174

E

EP（ectopic pregnancy）・・・・・・・・ 235

F

FASO（focused assessment with
 sonography）・・・・・・・・・・・・・ 314,317
FAST（focused assessment with
 sonography for trauma）・・・・・ 313

索 引

FDP (fibrin/fibrinogen degradation products) … 86, 91, 168, 169
FGM (flash glucose monitoring) システム … 26
FOCUS (focused cardiac ultrasound) … 287

G

GI 療法 … 55

H

H-FABP (heart-type fatty acid-binding protein) … 149, 151
HCG (human chorionic gonadotropin) … 233
HELLP 症候群 … 314
HHS (hyperosmolar hyperglycemic syndrome) … 13
hypovolemic shock … 99

I

IgA 欠損 … 255
IL-6 (interleukin-6) … 76, 163

K

Kerley A 線 … 271
Kerley B 線 … 271

M

modified Well's Criteria … 90

N

N95 マスク … 5, 219
NPN (non-protein-nitrogen) … 65
NT-proBNP … 158, 160
NYHA (New York Heart Association) 分類 … 157, 163

O

OPI … 228

P

PaO$_2$ … 37
P/F 比 … 37
P-SEP (presepsin) … 82

PCO$_2$ … 103
PCP … 228
PCT (procalcitonin) … 78
PE (pulmonary embolism) … 93, 174, 271
PETCO$_2$ … 103
PI (perfusion index) … 101
POCT (point of care testing) … 4, 22, 28, 45, 238
——対応機器 … 18, 22
PPH (postpartum hemorrhage) … 313
PT-GVHD (post transfusion-graft versus host disease) … 259
PT-INR (internal normalized ratio of prothrombin time) … 85, 88
PTHrP (parathyroid hormone-related protein) … 60
PTP (post-transfusion purpura) … 260
PVI (pleth variability index) … 102

R

RhD 血液型 … 241
RRT (renal replacement therapy) … 74
RUSH (rapid ultrasound in shock) examination … 310

S

sCD14-ST (solute CD14 subtype) … 82
SIADH … 5, 50
SMBG (self monitoring of blood glucose) 機器 … 18, 22
SOFA (sequential organ failure assessment) score … 84
SpO$_2$ … 95, 99

T

TACO (transfusion associated circulatory overload) … 249, 257
TCA … 228

THC ································ 228
TRALI(transfusion-related
　　acute lung injury) ······ 249, 255

W

Whipple の三徴····················18

ER若手スタッフ便利帳　緊急検査すぐ確認!!
ISBN978-4-907095-38-3 C3047

平成29年4月1日　第1版発行

編　集	———	三　宅　康　史
発行者	———	山　本　美　惠　子
印刷所	———	三　報　社　印　刷 株式会社
発行所	———	株式会社 ぱーそん書房

〒101-0062 東京都千代田区神田駿河台2-4-4 (5F)
電話(03) 5283-7009 (代表) / Fax (03) 5283-7010

Printed in Japan　　　　　　　　　　　　　© MIYAKE Yasufumi, 2017

・本書の複製権・翻訳権・上映権・譲渡権・公衆送信権（送信可能化権を含む）は
　株式会社ぱーそん書房が保有します.

・**JCOPY** ＜出版者著作権管理機構　委託出版物＞
　本書の無断複製は著作権法上での例外を除き禁じられています. 複製される場
　合には, その都度事前に出版者著作権管理機構（電話 03-3513-6969, FAX 03-
　3513-6979, e-mail : info@jcopy.or.jp）の許諾を得て下さい.